통증부터 잡아야 살 수 있습니다

우에모리 미오 지음 | 김경오 옮김 | 가네오카 고지 감수

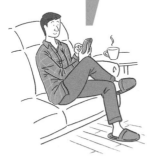

KB194761

서사원

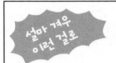

설마 겨우
이런 걸로

어깨/허리/무릎이 아플 수 있다고!?

범인은 가까운 곳에 숨어있다!

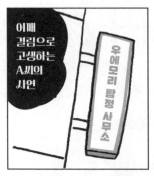

어깨
결림으로
고생하는
A씨의
사연

요즘
어깨 결림이
심해져서요
....

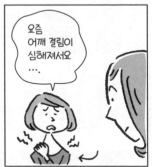

그렇군요!
그럼 함께
범인을 찾아봐요!

범인?

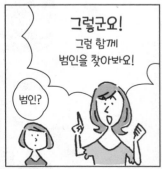

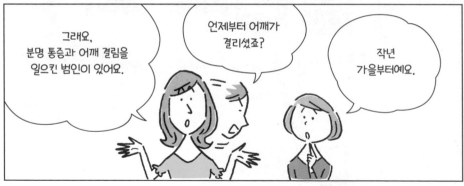

그래요,
분명 통증과 어깨 결림을
일으킨 범인이 있어요.

언제부터 어깨가
결리셨죠?

작년
가을부터예요.

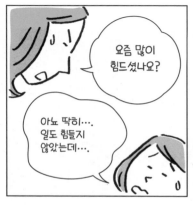

요즘 많이
힘드셨나요?

아뇨 딱히….
일도 힘들지
않았는데….

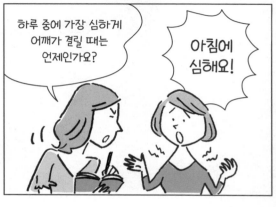

하루 중에 가장 심하게
어깨가 결릴 때는
언제인가요?

아침에
심해요!

2

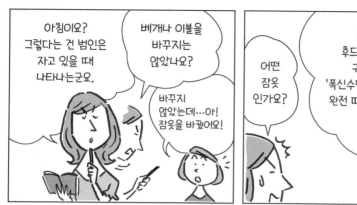

아침이요?
그렇다는 건 범인은
자고 있을 때
나타나는군요.

베개나 이불을
바꾸지는
않았나요?

바꾸지
않았는데...아!
잠옷을 바꿨어요!

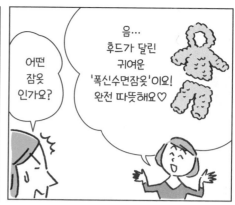

어떤
잠옷
인가요?

음...
후드가 달린
귀여운
'폭신수면잠옷'이요!
완전 따뜻해요♡

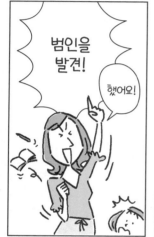

범인을
발견!

했어요!

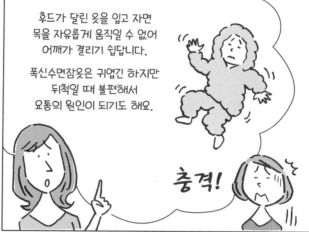

후드가 달린 옷을 입고 자면
목을 자유롭게 움직일 수 없어
어깨가 결리기 쉽답니다.

폭신수면잠옷은 귀엽긴 하지만
뒤척일 때 불편해서
요통의 원인이 되기도 해요.

충격!

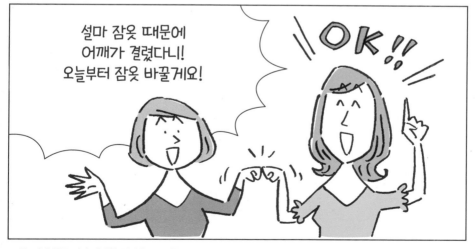

설마 잠옷 때문에
어깨가 결렸다니!
오늘부터 잠옷 바꿀게요!

OK!!

※ 목·어깨 통증 관련 자세한 설명은 20쪽 참조.

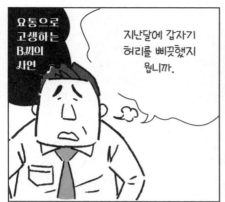

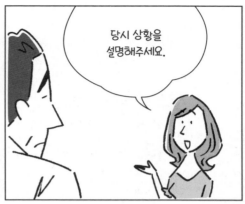

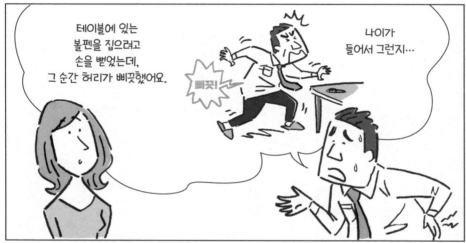

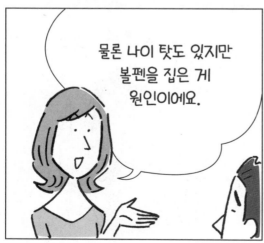

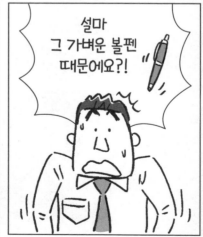

4

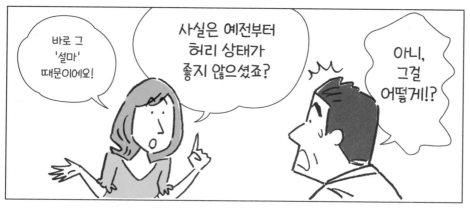

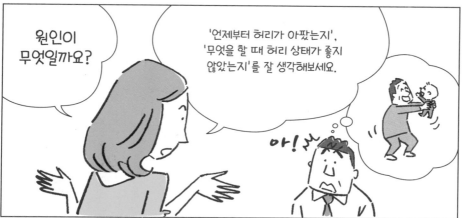

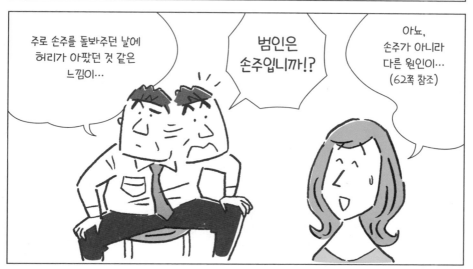

※ 요통 관련 자세한 설명은 22쪽 참조.

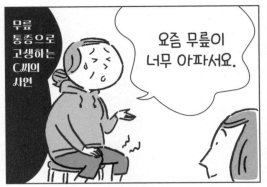

무릎 통증으로 고생하는 C씨의 사연

요즘 무릎이 너무 아파서요.

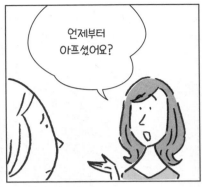

언제부터 아프셨어요?

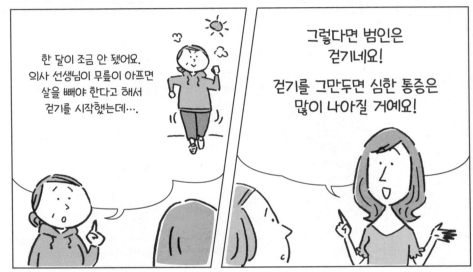

한 달이 조금 안 됐어요. 의사 선생님이 무릎이 아프면 살을 빼야 한다고 해서 걷기를 시작했는데….

그렇다면 범인은 걷기네요!

걷기를 그만두면 심한 통증은 많이 나아질 거예요!

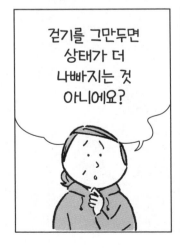

걷기를 그만두면 상태가 더 나빠지는 것 아니에요?

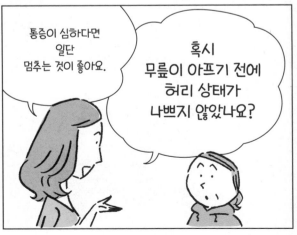

통증이 심하다면 일단 멈추는 것이 좋아요.

혹시 무릎이 아프기 전에 허리 상태가 나쁘지 않았나요?

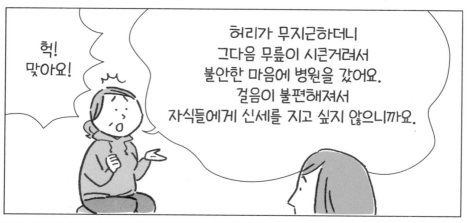

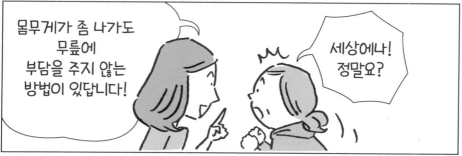

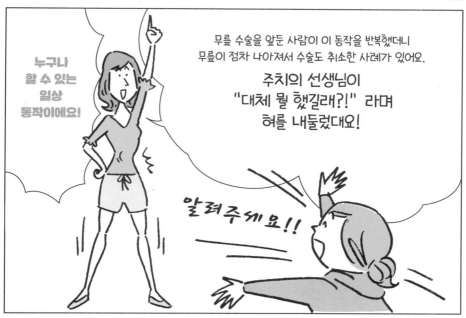

※ 무릎 통증 관련 자세한 설명은 24쪽 참조.

오늘의 통증을 내일로 미루지 말고 바로 해결하자!

20대 초반에 살을 빼고 싶다는 마음 하나로 무리하게 운동하다가 요통을 심하게 앓았는데, 추간판 헤르니아(일명 허리 디스크)라는 병명으로 판정을 받았다. 의사는 수술할 필요까지 없다는 소견을 보였지만 통증이 너무 심해서 생활마저도 매우 불편해졌다. 불안한 나머지 정형외과를 여러 번 다니고, 고액의 자세 교정 치료를 받았는데도 좀처럼 나아지지 않았다.

'일상을 바꾸는 통증 해방 도감'

만성화된 이 요통을 평생 달고 살아야 하나 싶어 우울해하던 어느날, 전환점이 찾아왔다. 날씨가 더워서 디스크용 허리 보호대를 벗었는데, 보호대를 찼을 때처럼 배를 집어넣고 힘을 주었더니 허리 통증이 줄어들면서 점점 상태가 좋아지는 것이었다. 이 경험이 『통증부터 잡아야 살 수 있습니다』를 쓰게 된 계기가 되었다.

통증이 있다면 곧바로 시작해보세요

근육을 단련하는 '운동'은 통증이 있을 때 하면 오히려 역효과이다. 하지만 이 책에서 소개하는 '동작'은 통증을 느낄 때 따라 하면 더욱 진가를 발휘한다.

통증이 완화되고 몸이 한층 편해지는 효과를 느낄 수 있으며, 동작을 계속 반복하다 보면 마침내 '아프지 않고 건강한 몸'을 얻을 수 있을 것이다.

제 추간판(척추뼈의 추체와 추세 사이에 있는 물렁뼈)은 아직도 튀어나와 있지만 허리를 보호하는 일상 동작으로 통증은 나아졌다.

요통을 극복했을뿐더러 예방하는 방법도 알게 되어 앞으로 생길지 모르는 통증에 대한 불안감도 함께 사라졌다.

나이가 들어서도 아픈 걱정 없이 일상생활을 하고 외출도 할 수 있다는 것은 결코 당연한 일이 아니라 큰 행복이자 감사한 일이다. 100세 시대라는 요즘, 통증 없는 건강한 몸이 커다란 재산이 될 것이다. 통증에서 해방되는 기쁨을 독자들에게 꼭 전하고 싶다.

우에모리 미오

CONTENTS

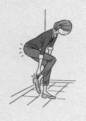

통증의 원인은 바로 머리!

목·어깨·허리·무릎의 통증은 머리 무게 때문에 생겨난다?

우리 몸에 통증은 왜 생기는가?

우리를 아프고 결리게 하는 본질적인 원인은 바로 '머리'이다.

성인의 머리 무게는 약 6kg 정도이니, 1.5L짜리 페트병이 4개가 되는 셈이다.

이미 알고 있는 사람도 있겠지만 머리 무게를 제대로 실감하지 못하는 사람도 의외로 많다. 그런데 머리 무게가 6kg이나 된다는 것을 실감하지 못하면 통증의 함정에 빠지게 된다.

중요한 것은 머리를 잘 지탱하는 동작이다!

꽁꽁 얼어붙은 빙판길을 걸을 때 우리는 넘어지지 않도록 주의하면서 좁은 보폭으로 걷는다. 무거운 물건을 들 때는 일부러 배에 힘을 준다.

하지만 머리가 무겁다는 사실은 생활 속에서 실감하기 어렵기 때문에 무의식중에 몸에 부담을 주는 경우가 많다.

통증이 느껴질 때와 느껴지지 않을 때가 있는데 여기서 통증은 몸에 부담이 가고 있다는 것을 알려주는 몸의 신호이다. '머리를 잘 지탱하는 동작'을 따라 하기만 해도 통증이 사라지고 몸이 좋아지니 잘 따라해보자.

통증을 느끼기 전에 휴식을 취하는 것도 중요하다!

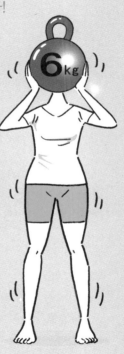

통증 없는 일상을 보내기 위해서는 '피로'를 무시해서는 안 된다. 근육에 부담이 가면 쉽게 피로해진다. 피로가 쌓이면 '무지근함'이나 '결림'으로 증상이 나타나고 증상이 심해지면 '통증'이 된다.

근육이 약해진 상태에서 계속해서 부담을 주면 관절이나 뼈에 손상이 간다. 통증의 원인을 근본부터 없애기 위해서는 피로를 느끼게 하는 동작 자체를 줄여야 한다. 특히 근육이 굳지 않도록 같은 자세를 오래 유지하는 것을 피하고, 피로를 느끼면 바로 휴식을 취하는 것도 통증을 예방하는 방법이다.

아프지 않고 건강한 몸을 만드는

머리 무게를 지탱하는 올바른 선 자세

머리를 지탱하는 바른 선 자세

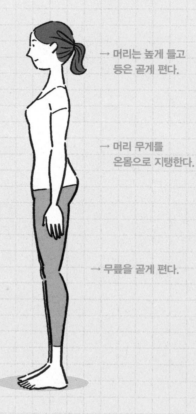

→ 머리는 높게 들고
   등은 곧게 편다.

→ 머리 무게를
   온몸으로 지탱한다.

→ 무릎을 곧게 편다.

✻

키를 잴 때처럼 머리를 높게 뻗으면
무게 중심이 높아지고 관절 부담이
줄어든다.

힘을 빼고 선 자세는 오히려 몸에 좋지 않다

가만히 서 있을 때 몸에서 힘을 빼면 더 편하다고 생각할 수 있지만 사실은 그렇지
않다. 몸에 힘을 빼면 뺄수록 머리는 앞으로 쏠리고 목, 어깨, 허리에 가는 부담이 더
커진다.

그러면 무릎을 저절로 굽히게 되고, 무릎을 굽히면 그대로 체중이 쏠리게 된다. 결과
적으로 힘을 빼고 선 자세는 편한 자세가 아니라 반대로 통증을 유발하는 자세이다.

→ 머리 위치가 낮고
  등이 굽어있다.

→ 머리 무게가 어깨, 허리,
  무릎에 그대로 실린다.

→ 무릎은 굽혀진다.

✳
윗몸에 힘을 빼면 뺄수록 머리 위치
가 낮아지고 무게 중심이 내려와서
관절에 부담이 커진다.

앉을 때든 걸을 때든 원리는 똑같다
머리의 무게를 지탱하는 원리는 앉을 때든 걸을 때든 항상 적용된다. 사람에 따라 통
증을 느끼는 부위나 정도가 다른 이유는 일상생활 속에서 머리를 지탱하는 방식과 자
세가 서로 조금씩 다르기 때문이다.
만약 몸이 아프거나 뻐근하면 턱의 각도를 바꿔보거나 등을 쭉 펴는 등 머리를 지탱
하는 방식을 바꿔보자.
머리 무게를 의식하면 통증이 사라지고 몸이 편해진다는 것을 실감할 수 있다.

> 이것만 알아도 통증 대비 든든!

'통증 해방' 동작 수칙

수칙 1   피곤할 때는 쭉 펴기와 흔들기

근육은 피로가 쌓이면 딱딱해지고 혈액순환이 잘되지 않아 결림이나 통증이
나타난다. '쭉 펴기'와 '흔들기'는 혈액순환을 원활하게 하고 통증이 나타나기
전에 '피로'를 미리 잡는 데에도 효과적인 동작이다.

예시 운전할 때 빨간불에서 대기하는 상황 → 허리를 좌우로 흔들어준다.

수칙 2   통증이 나타나기 전에 자세를 바꾸기

같은 자세나 동작을 반복하다 보면 특정한 부위에 피로가 쌓여 결림이나 통
증이 생기기 쉽다. 피로가 쌓이면 조금 더 편한 다른 자세나 동작으로 변화를
주는 것이 중요하다.

예시 등을 곧게 세우고 앉는다. → 자세를 바꿔 턱을 괴고 머리를 지탱한다. → 힘
을 빼고 편하게 앉는다. → 등받이를 사용하여 깊숙이 앉는다.

수칙 3   통증을 느끼면 머리를 높게 세우기

몸이 아프거나 결리면 머리를 높게 세워보자. 머리 무게를 위로 분산시키면
몸에 실리는 부담을 조금이라도 감소시킬 수 있다.

예시 걷고 있을 때 무릎에 통증을 느낀다. → 머리를 높이 세우면 머리 무게를 윗몸
만으로 지탱할 수 있다 (무릎에 가는 부담이 감소한다).

수칙 4 무게 중심의 위치 파악하기

통증이 심한 곳은 머리 무게의 부담이 큰 곳이라는 뜻이다. 무게 중심을 전후 좌우로 바꿔가면서 내 몸이 가장 편한 위치를 파악하는 것이 중요하다.

[예시] 오른쪽 허리에 통증을 느낀다. → 왼쪽 다리로 무게 중심을 옮긴다. → 피로가 쌓이면 다른 위치로 중심을 옮기며 편한 위치를 파악한다.

수칙 5 배를 안으로 집어넣고 몸통으로 지탱하기

배를 안으로 집어넣고 힘을 주면 머리를 몸통으로 지탱할 수 있다. 머리를 앞으로 숙이는 동작을 할 때에도 배에 힘을 주면 관절을 지킬 수 있다.

[예시] 아무 생각 없이 세수한다. → 배에 힘을 주고 세수하면 허리 통증이 완화된다.

수칙 6 닿는 면 늘리기

무거운 머리를 지탱하기 위해 닿는 면을 늘리면 부담도 적어진다. 구체적으로는 손으로 무언가를 짚거나 지팡이를 짚거나 배를 어느 지점에 기대기 등이 있다.

[예시] 허리를 굽히고 신발 신는다. → 엉덩이를 벽에 기대고 신으면 허리 통증이 개선된다.

오랜 시간 책상 앞에 앉아있는 직장인, 학생 주목!

목 · 어깨 통증의 원인과 해결법

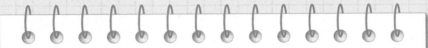

✅ 주요 원인
팔을 앞으로 내밀고 작업하는
시간이 길다.
예시) 장시간 데스크 업무, 스마트폰 사용 등

✅ 증상
목 · 어깨 · 등 결림이나 통증
눈의 피로, 두통, 메스꺼움

✅ 특징
혈액순환을 원활하게 하면 통증이 줄어
든다.

✅ 추천하는 해결법
닿는 면 늘리기 → 58쪽
쭉 펴기 → 65쪽
머리 위치를 높게 세우기 → 91쪽

앉은 자세만 신경 써도 많은 것이 바뀐다!
어깨 결림은 팔을 앞으로 내밀고 오래 일하는 사람에게 주로 나타난다. 팔을 앞으로
내밀면 필연적으로 머리도 앞으로 쏠리기 때문이다. 하지만 어깨 결림과 자세가 연관
이 있다고 인식하는 사람은 드물다. 딱히 새우등도 아니고 특별히 자세가 나쁘지 않
은데도 어깨 결림이 생기는 경우가 많기 때문이다. 앉아있을 때 자세를 의식하면서
머리 무게를 지탱하면 어깨 결림이 훨씬 좋아질 수 있다.

복잡한 어깨관절 구조
어깨관절은 팔뼈, 어깨뼈, 쇄골. 이 세 가지 뼈 주변을 지탱하는 근육과 인대로 이루
어져 있다. 다른 관절보다 복잡하고 불안정한 구조라서 크게 움직일 수 있지만, 같은
동작을 계속 반복하면 결림이 생기기 쉽다.

20

식탁 의자에 바르게 앉는 법

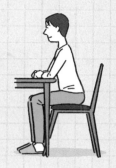

* 나무 등 단단한 소재의 등받이가 많으므로 너무 체중을 실어서 기대지 않기
* 팔을 테이블에 붙이고 윗몸을 받치기
* 등은 뒤로 젖혀서 쭉 펴기보다는 팔에 살짝 기대기
* 깊게 엉덩이를 넣어 앉을지 가볍게 걸터앉을지는 상황에 따라 편한 대로 선택하기

소파에 바르게 앉는 법

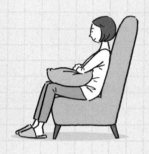

* 허벅지 위에 쿠션을 두고 그 위에 팔을 올려서 머리 무게 지탱하기
* 소파 모양에 따라 다리를 소파에 올려놓는 것도 좋은 방법!
* 등받이가 높고 머리까지 받쳐주는 스타일의 소파가 최고!

사무실 의자에 바르게 앉는 법

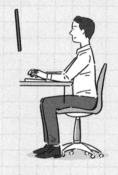

* 발바닥에 체중을 싣고 다리로도 머리 무게를 지탱하기
* 몸을 크게 앞이나 뒤로 자주 젖혀주기
* 컴퓨터 화면은 정면이나 약간 위에 배치하기
* 팔뚝을 겨드랑이에 붙이고 팔은 몸 가까이에 두기

목 결림, 사십견·오십견은?

어깨 결림의 원인이 목인 경우도 있다. 목이 결리기 시작하면 바로 턱을 앞으로 내밀거나 당기는 등 목을 같은 각도로 유지하기보다 다양한 각도로 움직이며 풀어주자. 목과 어깨는 이어져 있으므로 목을 풀어주면 어깨 결림 예방에도 도움이 된다.

사십견·오십견은 평생 치료가 불가능한 증상이 아니기 때문에 너무 걱정하지말자. 아파도 계속해서 움직여야 한다는 관점도 있지만, 통증이 심하지 않은 범위 내에서 근육을 풀어주는 동작이나 목, 어깨, 등의 부담을 최소화하는 동작을 취하는 것이 가장 좋다.

요통의 원인과 해결법

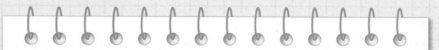

✅ 주요 원인
같은 자세를 오래 취해서 굳어진 근육
이 허리에 부담을 주는 환경에 있거나,
그런 동작을 반복하는 상황
예시) 몸에 맞지 않는 의자나 싱크대, 간병
생활 등

✅ 증상
찌뿌둥한 느낌이나 묵직한 통증
날카롭고 강한 통증

✅ 특징
통증을 느끼는 방식이나 부위가 달라지
는 경우도 자주 있다.

✅ 추천하는 해결법
닿는 면 늘리기 → 38쪽
배로 지탱하기 → 77쪽
흔들기 → 114쪽

허리가 튼튼해야 목 · 어깨 · 무릎 통증도 사라진다
허리는 인체의 중심이라고 해도 과언이 아니다. 허리 통증이 심하면 일상생활 자체가
매우 불편해진다.
통증이 심하지 않더라도 허리에 힘이 들어가지 않으면 머리를 충분히 지탱해 줄 수
없어서 결과적으로 목과 어깨가 결리고 무릎에 부담을 주게 된다. 지금 당장 허리에
통증이 없더라도 평소 허리를 자주 사용하는 사람은 세심한 주의가 필요하다.

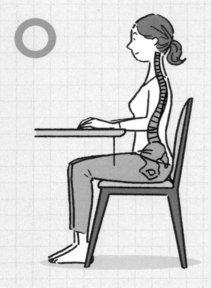   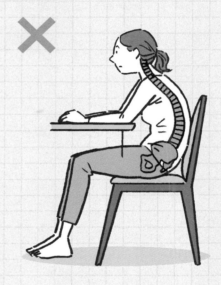

* 골반이 서있는 상태에서는 머리 무게의 중심을 높게 지탱할 수 있다.

* 골반이 뒤로 쏠리면서 등이 구부정하면 등에 부담이 간다.
다만 가끔 굳은 자세를 풀어주는 동작으로 시행하는 건 OK.

허리를 구부정하게 굽히는 동작은 위험하다

요통의 원인으로 가장 많이 언급되는 것이 '구부정한 허리'인데, 머리가 앞으로 나오고 허리는 구부정하게 말린 자세나 동작이다. 이 '구부정한 허리' 때문에 허리를 삐끗하는 경우가 많다. 반대로 허리가 휘는 자세나 동작으로 인한 '요추전만증'도 허리에 피로를 유발하고 통증을 일으킨다. 겉으로 허리가 휜 것처럼 보이지 않더라도 가슴을 앞으로 내밀었을 때 요통을 느끼는 사람은 요추전만증 경향이 있다고 할 수 있다.

건강해지는 일상 동작을 반복하자

허리 통증이 무릎으로 이동하는 경우도 드물지 않다.
중요한 것은 그때그때 몸에서 보내는 신호를 잘 파악하고 통증을 없애주는 동작, 건강해지는 동작을 반복하는 것이다.

무릎 통증의 원인과 해결법

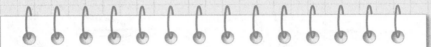

☑️ **주요 원인**
윗몸 근력이 약해지면서 무릎에 부담이
간다.
예시) 40대 이후, 특히 고령자에게 많이 나타
난다.

☑️ **증상**
설 때나 계단을 오르내릴 때, 오래 걸었
을 때 통증을 느낀다.

☑️ **특징**
욱신거리는 통증을 느끼거나 무릎이 나
간 듯 힘이 들어가지 않을 때도 있다.

☑️ **추천하는 해결법**
닿는 면 늘리기 → 78쪽
무릎 킥 동작 → 98쪽
다리 떨기 → 99쪽

넘어지지 않도록 위험을 줄이자
종종걸음으로 걷게 되면 작은 단차에도 발이 걸려 넘어지기 쉽다. 넘어질 위험을 줄
이기 위해 윗몸을 잘 활용해 무릎에 부담을 줄이는 동작을 꾸준히 반복하자.
아무것도 하지 않으면 윗몸 근력은 약해질 뿐이다. 통증을 예방하는 일상 동작을 반
복하면서 그 필요성을 지속해서 의식하는 것이 중요하다.

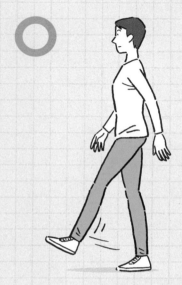

머리 중심을 상체로 옮기고 무릎에 부담이 없는 걸음

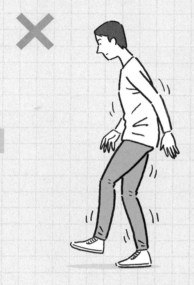

상체에 힘을 주지 않아 무릎에 부담이 집중되는 걸음

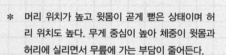

* 머리 위치가 높고 윗몸이 곧게 뻗은 상태이며 허리 위치도 높다. 무게 중심이 높아 체중이 윗몸과 허리에 실리면서 무릎에 가는 부담이 줄어든다.

* 머리 위치가 낮고 등이 굽은 탓에 허리 위치도 낮다. 무게 중심이 낮아 체중이 그대로 무릎에 실리면서 부담이 된다.

다리 힘뿐만 아니라 윗몸의 힘을 써서 걷기

무릎을 보호하기 위해서는 사실 머리를 지탱하는 윗몸의 힘이 필요하다. 윗몸의 힘을 쓰느냐 마느냐에 따라 무릎에 가해지는 무게가 완전히 달라진다.

예를 들어 높은 곳에 있는 물건을 집을 때처럼 손을 위로 뻗을 때는 등과 배의 근육을 모두 써서 윗몸을 크게 늘려야 한다. 하지만 일상생활에서는 손을 위로 뻗으며 윗몸 근육을 쓰는 동작이 많지 않다. 그래서 알게 모르게 우리의 윗몸 근력은 약해진다. 주의해야 할 점은 윗몸 근력이 약해지면 넘어지기도 쉬워진다는 것이다.

머리와 허리가 무너지면 걸을 때 발을 앞으로 크게 내딛지 못해 흔들리게 된다. 그러면 불안한 마음에 다음 발을 얼른 내딛게 되고 보폭이 좁아지면서 다리 근육이 약해진다. 고령자에게서 자주 보이는 '무릎을 굽힌 채 좁은 보폭으로 걷는 종종걸음'은 이렇게 생겨난다.

끙끙 참지만 말고 쓸 수 있는 모든 도구를 활용하자!

극한 통증 해방! SOS 도구

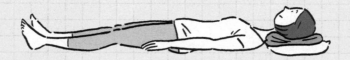

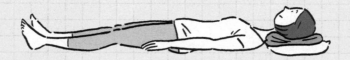

수건(타올)

* 자고 일어났을 때 목이나 어깨가 뻐근한 사람은 수건(타올)으로 목뒤 공간을 채우고 베개 높이를 조정하자. 허리나 무릎이 아플 때 접은 수건(타올)을 허리 아래, 발목 아래에 깔고 자면 좋다.

우산, 바닥 청소 밀대

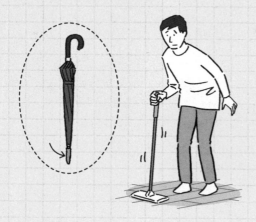

허리 보호대

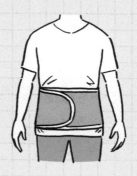

* 통증이 심한데 집안에서 이동하거나 일어설 때 지팡이 대신 쓸 수 있다. 체중을 너무 많이 실으면 미끄러지기 쉽고 막대가 부러질 수 있으니 주의하자. 우산 끝에 손가락 골무를 이중으로 끼우면 미끄러지거나 바닥에 흠집이 나는 것을 방지할 수 있다.

* 착용 시 환부를 고정해주기 때문에 통증을 상당히 줄일 수 있다. 요통으로 일상생활에 어려움이 있거나 허리에 부담이 가는 동작을 할 때 사용하면 좋다. 만성으로 계속해서 착용하면 허리 근력이 약해져서 요통이 재발하기 쉽기 때문에 필요할 때만 착용하도록 하자.

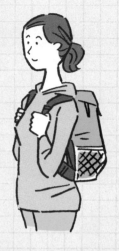

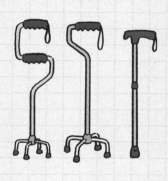

＊ 짐을 들고 이동할 때 캐리어를 사용하는 것이 가장 바람직하지만, 배낭을 메는 것도 무게 중심이 안정적이라 편하다. 배낭은 가급적 몸에 밀착시키고 높이 매는 것이 포인트이다.

＊ 지팡이를 사용하면 노인 같아서 싫다는 사람도 있지만 통증이 있을 때는 지팡이를 짚고 걷는 것이 좋다. 체면을 차리기보다 무릎과 허리에 부담을 덜 주는 동작을 계속하다 보면 지팡이가 필요 없어질 날도 올 것이다.

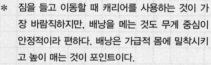
아쿠아슈즈, 미끄럼방지 양말

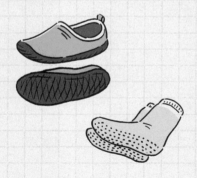

＊ 육아나 간병 등 부담이 큰 동작을 많이 하는 경우는 실내화보다는 밑창이 올록볼록한 고무 소재의 아쿠아슈즈나 미끄럼방지 양말을 추천한다.

＼ STOP! ／

슬리퍼, 양말

마룻바닥에서 걸을 때 슬리퍼나 양말을 착용하면 미끄러지기 쉽기 때문에 피하는 것이 좋다. 발가락에 힘이 들어가지 않아 은연중에 걸음걸이가 불안정해지고 허리와 무릎에 부담이 점점 커진다. 슬리퍼나 양말을 벗기만 해도 허리와 무릎 통증이 사라질 가능성이 있다.

만약 우리의 몸이 어육 소시지였다면?

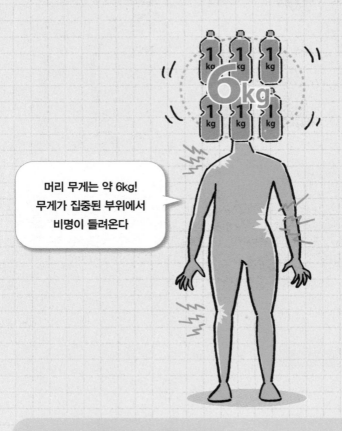

머리 무게는 약 6kg!
무게가 집중된 부위에서
비명이 들려온다

전신을 활용하여 균형을 맞추면 통증은 사라진다

머리의 무게가 실제로 어떻게 몸에 부담을 주는지 살펴보자. 갑자기 어육 소시지라니 뜬금없다는 생각이 들 수 있지만 이미지를 가장 잘 설명할 수 있는 예시이니 한번 상상해보자.

사람의 머리는 약 6kg으로 상당히 무겁다. 하지만 전신을 활용하여 균형을 맞추어 머리를 잘 지탱할 수 있다면 특정 부위에 무게가 집중되지 않아 통증은 사라진다.

하지만 머리가 앞으로 쏠리면 어떻게 될까? 사람은 머리가 떨어지거나 몸이 찢기지 않겠지만 만약 우리의 몸을 어육 소시지라고 가정했을 때, 머리가 앞으로 쏠리면 몸이 찢어질 정도의 물리적인 부담이 생긴다.

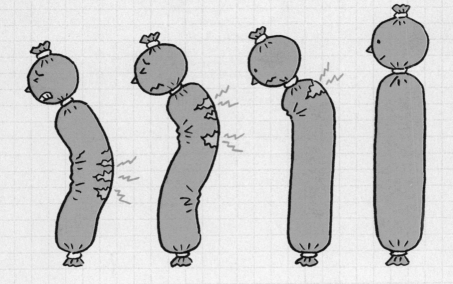

무게 부담을 줄이면 통증은 사라진다

다행히 사람의 몸은 어육 소시지만큼 약하지 않다. 하지만 아무리 강인한 와이어라도 중량이라는 부담이 계속 가해지면 언젠가는 끊어지기 마련이다.

그렇게 되지 않기 위해, 피로가 쌓이기 전에 머리를 제대로 받치고 나에게 편안한 동작을 찾도록 노력하자. 무게 부담을 줄일수록 통증은 곧 사라진다.

이 책에 나오는 동작 설명서

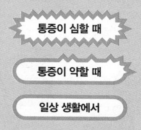

목/어깨 허리 무릎

- 이 책에서는 통증 부위를 [목/어깨], [허리], [무릎]으로 나누어 통증 강도에 따라 3가지 동작을 제안한다.
- 각 동작에서 관련된 신체 부위는 빨간색으로 표시되어 있다.

통증이 심할 때

통증이 약할 때

일상 생활에서

- 통증의 강도에 따라 추천된 동작을 참고하여, 본인에게 가장 편안하게 느껴지는 동작을 선택한다.
- 정해진 시간이나 횟수는 없다. 몸이 불편하다면 무리하지 말고, 동작이 개운하게 느껴진다면 꾸준히 실천하는 것을 권장한다.
- 일상에서 뻐근함을 느끼기 쉬운 장면들을 소개한다. 나에게 맞는 상황을 골라 차근차근 시작해보자.

주 의   – 동작 중 몸에 불편함이나 통증이 느껴진다면 즉시 중단하고, 해당 동작은 피하는 것이 좋다.
      – 이 책의 내용을 반드시 그대로 따라 할 필요는 없다. 사람마다 환경, 체형, 통증의 강도가 다르므로, 본인에게 가장 편안하고 통증을 완화할 수 있는 방식으로 실행하는 것이 중요하다.
      – 충분히 휴식을 취하거나 이 책의 동작을 시도해도 통증이 개선되지 않을 경우, 내과적 원인일 가능성이 있으니 빠른 시일 내에 전문 의료진과의 상담을 권장한다.

PART

1

통증 해방 도감

아침

일상 동작

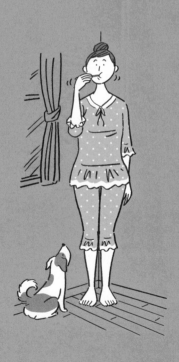

01 세수하기

머리를 받쳐주면 허리에 부담 없이 세수할 수 있다

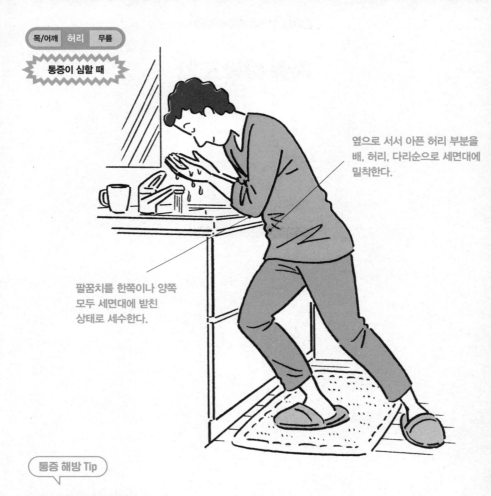

목/어깨 허리 무릎

통증이 심할 때

옆으로 서서 아픈 허리 부분을 배, 허리, 다리순으로 세면대에 밀착한다.

팔꿈치를 한쪽이나 양쪽 모두 세면대에 받친 상태로 세수한다.

통증 해방 Tip

세면대에 전신을 기댄다는 느낌

허리 통증이 심할 때는 무리하지 말고 세면대에 밀착한 상태로 체중을 실어보자. 무거운 머리를 팔꿈치로 확실히 지탱하는 것이 중요하다.

체격이나 세면대 형태에 따라 자세는 달라질 수 있다. 그림과 똑같이 따라 하기보다 통증을 완화시키는 나의 자세를 찾아보자.

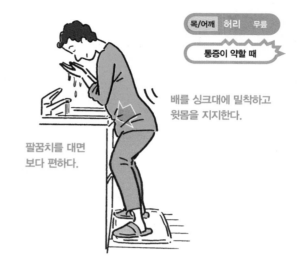

부엌 싱크대에서 세수하기

세면대는 보통 낮은 위치에 있어 허리와 무릎에 부담을 주기 쉽다. 부엌 싱크대는 상대적으로 높아서 세수하기에 더 편하다. 아침에 세면대에서 머리를 감던 여성은 그 동작을 중단하자 만성 요통이 사라졌다고 한다.

목/어깨　허리　무릎

통증이 약할 때

배를 싱크대에 밀착하고 윗몸을 지지한다.

팔꿈치를 대면 보다 편하다.

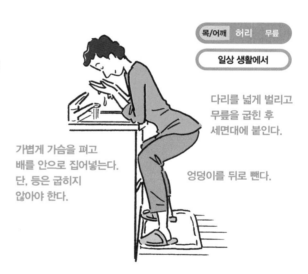

통증 해방 Tip

세수하며 튼튼한 하반신 만들기

허리가 뻐근하다면 무리하지 말고 무릎을 벌려 부담을 줄이자. 허리를 깊이 숙이는 것보다 배에 계속해서 힘을 주고 안으로 집어넣는 것이 중요하다.

목/어깨　허리　무릎

일상 생활에서

다리를 넓게 벌리고 무릎을 굽힌 후 세면대에 붙인다.

엉덩이를 뒤로 뺀다.

가볍게 가슴을 펴고 배를 안으로 집어넣는다. 단, 등은 굽히지 않아야 한다.

물로 세수하는 대신 따뜻한 수건으로 얼굴 닦기

세수하려고 허리를 반복해서 굽히다 보면 허리 통증이 재발할 우려가 높다. 너무 힘들 땐 물로 세수하기보다는 젖은 수건을 따뜻하게 데워 얼굴을 닦는 것도 방법이다. 허리를 삐끗했을 때에는 허리를 회복하는 것을 최우선으로 하고 통증이 심할 땐 무리하지 말고 휴식을 취하는 것이 가장 좋다.

02 양치하기
벽을 활용하여 머리를 받쳐준다

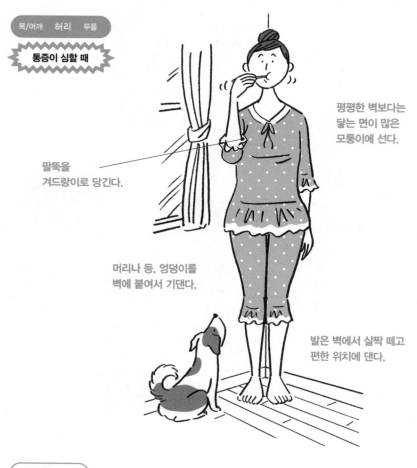

목/어깨 허리 무릎

통증이 심할 때

평평한 벽보다는
닿는 면이 많은
모퉁이에 선다.

팔뚝을
겨드랑이로 당긴다.

머리나 등, 엉덩이를
벽에 붙여서 기댄다.

발은 벽에서 살짝 떼고
편한 위치에 댄다.

통증 해방 Tip

서 있기도 힘들 때는 벽에 기대기
양치할 때 욕실에 구석진 모퉁이에 기대면 평평한 벽보다 안정감 있게 몸을 기댈 수 있다.
마땅한 장소가 없을 때는 세면대에 엉덩이를 대고 기댄다. 칫솔을 쥐지 않은 손으로 세면대
근처 벽을 짚어서 몸을 지지하면 효과적이다. 고개를 숙이지 않도록 주의한다.

벽에 머리를 붙이기

똑바로 섰을 때 통증이 느껴진
다면 벽과 발꿈치 간격을 띄워
보자. 이때 엉덩이는 편하게 벽
에 붙이거나 띄어도 좋다.

목/어깨   허리   무릎

통증이 약할 때

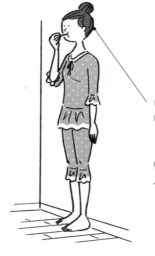

머리는 벽에서 되도록
떼지 않는다.

벽에 기대어 똑바로
서서 양치한다.

새우등, 볼록한 아랫배 해결

매일 습관처럼 이 동작을 반복
하면 굽은 자세가 개선되고, 볼
록 나온 아랫배도 사라진다. 너
무 피곤할 때는 똑바로 차렷 자
세만 해도 된다. 여유 있는 날
에는 배에 힘을 주며 자세를 교
정해보자.

목/어깨   허리   무릎

일상 생활에서

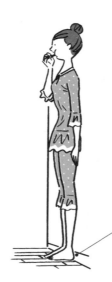

머리와 어깻죽지,
발뒤꿈치를 벽에 붙인다.

칫솔 들지 않은 팔꿈치로 벽을 강하게
누르며 배를 안으로 집어넣는다.
* 좌우 번갈아 반복

발뒤꿈치가 벽에서 떨어지면
효과도 떨어진다.

양치 시간을 효율적으로 활용하자

운동을 하기 어려운 상황이라면, 양치하는 시간 등 일상생활 속 자투리 시간을 통해 자세
를 교정하는 것도 좋다. 시간을 내서 해야 하는 운동보다 부담이 적어서 꾸준히 지속할
수 있다. 내 페이스에 맞춰서 벽에 몸을 기대어 양치하면 별거 아닌 것 같아도 요통, 어깨
결림, 무릎 통증 등을 완화하는데 효과 만점이다.

03 옷 갈아입기

누워서 갈아입는 게 훨씬 편하고 빠른 방법

목/어깨　허리　무릎

통증이 심할 때

똑바로 누워 무릎을
세우고 갈아입는다.

윗옷이나 속옷 등
몸을 움직여서 입어야 하는 옷은
일어나서 입는다.

하의는
아픈 쪽 방향을 먼저 입는다.

(통증 해방 Tip)

양말을 신을 때도 거뜬

앉거나 서서 옷을 갈아입을 때는 머리 무게가 허리에 부담을 주기 쉽다. 특히 양말이나 바지
는 이불 위에 누워서 입으면 훨씬 부담이 줄어든다. 똑바로 눕기가 힘든 경우 아픈 쪽을 위로
하고 옆으로 누워서 입는 것도 좋은 방법이다. 자기 전에 내일 입을 옷을 머리맡에 챙겨놓고
자면 편하게 아침을 맞이할 수 있다.

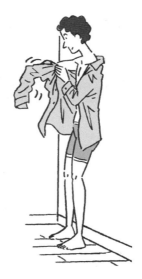

목/어깨 **허리** 무릎

통증이 약할 때

통증 해방 Tip

벽을 활용하면
옷 갈아입기도 척척!

머리와 엉덩이를 벽에 기댔는데
도 한쪽 다리로 섰을 때 허리가
아프다면 의자에 앉아서 옷을 갈
아입는 것이 도움이 된다.

벽에 기대어
옷을 입는다.

머리나 엉덩이는 되도록
벽에서 떼지 않는다.

쓰지 않는 팔은
벽에 밀착시킨다.

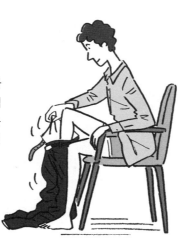

목/어깨 **허리** 무릎

일상 생활에서

통증 해방 Tip

등받이가 있는
의자를 사용하기

양말이나 바지는 바닥이 아
닌 의자에 앉아 신으면 훨
씬 편하다. 등받이가 없는
의자라면 벽 앞에 두고 벽
을 등받이처럼 활용하자.

고개를 숙이지 않게
주의한다.

등받이나 팔걸이가 있는
의자에 앉는다.

근처에 입을 옷을
미리 준비한다.

신축성이 있는 옷을 골라야 하는 이유

나는 허리 통증으로 고생했을 당시 뻣뻣한 바지를 입느라 고생하다가 외출하기도 전에 기
진맥진한 경험이 있다. 옷에 신축성이 있는지 없는지에 따라 하루의 컨디션이 달라진다.
허리가 아플 때는 신축성이 좋은 옷을 고르자. 낑낑거리고 나면 기력과 체력이 떨어진다.
빨리 나아지기 위해서라도 허리와 무릎 컨디션에 맞게 옷을 고르고 갈아입도록 하자.

04 신발 신기

문손잡이나 벽에 기대면 몸을 굽히지 않고 신발을 신을 수 있다

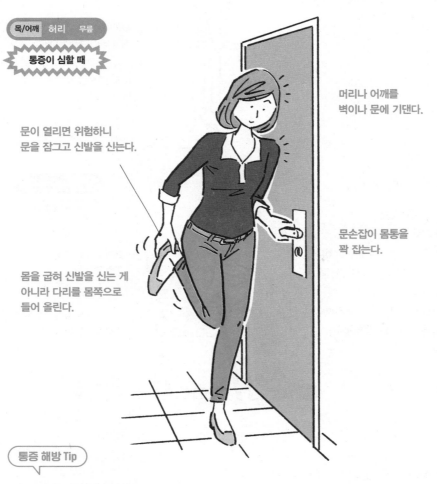

목/어깨   허리   무릎

통증이 심할 때

문이 열리면 위험하니
문을 잠그고 신발을 신는다.

몸을 굽혀 신발을 신는 게
아니라 다리를 몸쪽으로
들어 올린다.

머리나 어깨를
벽이나 문에 기댄다.

문손잡이 몸통을
꽉 잡는다.

통증 해방 Tip

문손잡이는 나의 생명줄

허리나 무릎의 상태가 좋지 않으면 신발을 신으려고 허리를 숙일 때 삐끗할 수 있으니 조심
해야 한다. 잡을만한 게 없는 장소에서 허리를 굽히는 동작은 매우 위험하다.

하루는 강아지 산책을 하다가 배변을 치우려고 몸을 숙였는데 허리를 삐끗했다. 도저히 일어
날 수가 없어서 모르는 사람에게 도움을 받은 경험도 있다.

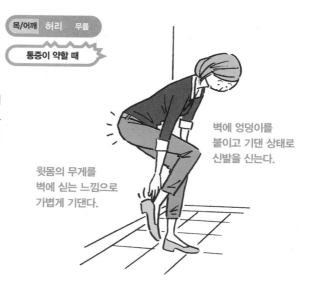

통증 해방 Tip

**신발을 신는 동작은
허리와 무릎에 큰 부담**

신발을 신을 때처럼 부담이
큰 동작을 할 때는 허리와 무
릎에 더욱 신경 쓰는 것을 잊
지 말자.

목/어깨　허리　무릎

통증이 약할 때

벽에 엉덩이를
붙이고 기댄 상태로
신발을 신는다.

윗몸의 무게를
벽에 싣는 느낌으로
가볍게 기댄다.

통증 해방 Tip

**손으로 짚는 습관을 만들어서
허리와 무릎 지키기**

나는 별다른 통증이 없더라도
신발을 신을 때는 반드시 손으
로 벽을 짚거나 벽에 몸을 기대
는데, 이 동작은 요통이나 무릎
통증을 예방하는 데에 아주 효
과가 좋다.

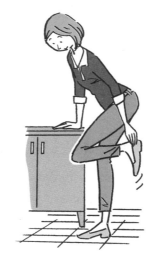

목/어깨　허리　무릎

일상 생활에서

손으로
벽이나 신발장을 짚고
신발을 신는다.

긴 구둣주걱이 허리를 살린다

허리나 무릎이 자주 아픈 사람은 긴 구둣주걱을 사용하는 것을 추천한다. 신발을 신을 때
편리할 뿐만이 아니라 구둣주걱으로 신발을 끌어올 수도 있고 숙이지 않고 서서 신발을
신을 수 있어 좋다. 연령이 높은 층이라면 난간을 설치하거나 의자를 두는 등 환경을 정
비하는 것도 고려해보자.

자는 순간에도 방심은 금물!
'머리 무게'를 조심하자

'베개가 바뀌면 잠이 안 온다', '잠을 푹 못 잔다' 하는 등 숙면에 어려움이 있는 사람이 적지 않다.

누우면 어깨나 허리, 무릎은 조금 편해지지만 베개가 맞지 않으면 목에 부담이 가게 된다. 가는 목으로 6kg이라는 머리의 무게를 지탱하는데 그런 목을 받쳐주는 베개가 불편하다면 당연히 수면의 질이 떨어진다. 베개는 머리를 받치는 용도지만 진짜 베개를 쓰는 목적은 목의 부담을 감소하기 위해서이다.

자고 일어났을 때 목에서부터 어깨가 뻣뻣하고 빠근하다면 베개에 머리를 두는 위치를 바꿔보거나 수건으로 높이를 조정하는 것도 방법이다. 때에 따라 베개를 치워보는 등 어떤 방법이 나에게 가장 편한지 찾아보자.

베개를 잘 사용하면 잘 때 '목이 편하다'는 걸 느낄 수 있다. 잘 때도 머리를 잘 받쳐주도록 하자.

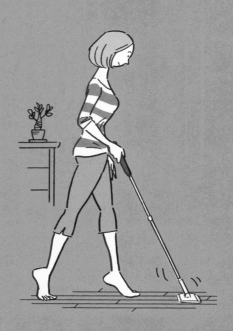

PART

2

통증 해방 도감

집안일

일상 동작

05 테이블 정리

손으로 테이블을 짚기만 해도 안전해서 안심!

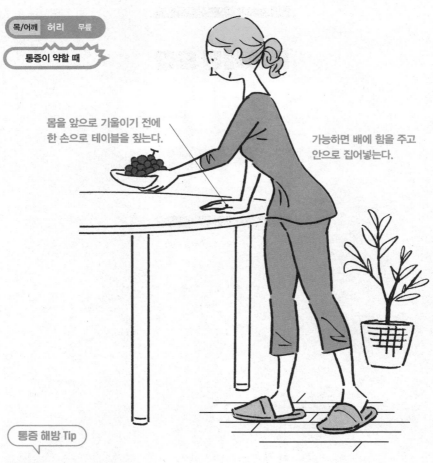

통증이 약할 때

몸을 앞으로 기울이기 전에
한 손으로 테이블을 짚는다.

가능하면 배에 힘을 주고
안으로 집어넣는다.

통증 해방 Tip

방심하지 말고 손으로 어딘가 짚기

조금이라도 통증이나 위화감이 있는데 몸을 앞으로 숙이는 동작을 해야 할 때에는 반드시 손으로 어딘가를 짚는 습관을 들이자. 통증을 회복하기 위해서는 사소해보이는 일상 동작을 꾸준히 반복하는 것이 중요하다. 짚거나 닿는 면을 다양하게 늘리는 것은 관절을 오래도록 건강하게 유지하는 기본적인 동작이다. 어떤 물건이든 무분별하게 자주 사용하면 금방 닳기 마련이지만 사용하기에 따라서 오래 사용할 수 있다. 몸도 마찬가지이다.

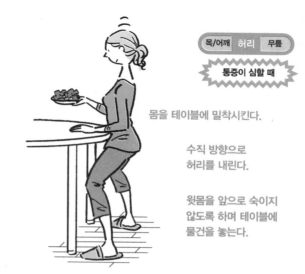

통증 해방 Tip

테이블에 몸 기대기

허리 통증이 심할 때는 몸을 조금만 앞으로 숙여도 머리 무게가 허리에 부담을 주기 때문에 수직 방향으로 허리를 내리는 것이 좋다. 반드시 손으로 테이블을 짚고 배를 기대야 한다.

몸을 테이블에 밀착시킨다.

수직 방향으로
허리를 내린다.

윗몸을 앞으로 숙이지
않도록 하며 테이블에
물건을 놓는다.

통증 해방 Tip

배에 힘을 주며 요통 예방하기

배에 강하게 힘을 주면 줄수록 허리와 무릎을 지키는 근육이 강해진다. 단, 무릎에 조금이라도 통증이 느껴지면 한쪽 다리로 서는 동작은 피한다.

목/어깨 허리 무릎

일상 생활에서

윗몸을 크게 숙일수록
강도가 올라간다.

몸을 앞으로 숙이고
배에 힘을 주어 집어넣는다.

뒷다리를 들어 올리며
테이블을 닦는다.

한쪽 다리로 서서 한 손으로
가볍게 테이블을 짚는다.

허리를 위한다면 좌식 생활보다는 입식 생활을 추천

물건을 두거나 정리를 할 때 낮은 테이블을 사용하면 허리에 큰 부담을 주는 동작을 해야 하므로 위험하다. 오랫동안 요통으로 고생하는 사람들 중에 주로 좌식 생활을 하는 사람이 있다. 하지만 엉거주춤한 동작을 자주하는 좌식 생활보다는 입식 생활이 무릎이나 허리에 실리는 부담을 훨씬 줄일 수 있다. 요통을 오래 앓아왔다고 포기하지 말고 생활 방식을 바꿔보는 것이 중요하다.

06 냉장고 정리

허리가 아플 때는 다리 근육으로 보완하기

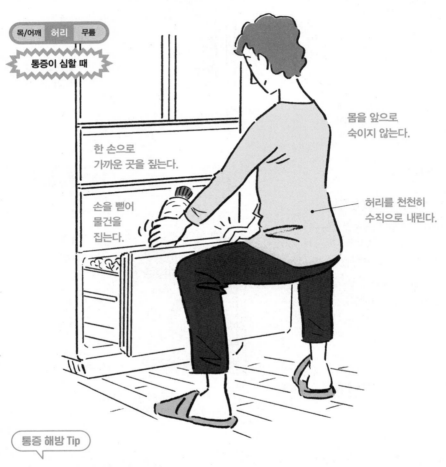

목/어깨 허리 무릎

통증이 심할 때

한 손으로
가까운 곳을 짚는다.

손을 뻗어
물건을
집는다.

몸을 앞으로
숙이지 않는다.

허리를 천천히
수직으로 내린다.

통증 해방 Tip

'손으로 어딘가 짚기' 그리고 '엉덩이 기대기'
통증이 심해 허리를 굽힐 수 없을 때는 머리 무게를 허리가 아닌 다리로 지탱하면서 수직으로 허리를 내리고 냉장고를 정리한다.
그 밖에도 벽이나 개수대 등에 엉덩이를 기대는 방법도 있다.
그러나 심한 통증이 찾아왔을 때 손으로 짚을만한 곳을 찾을 수 없다면 너무 애쓰지 말고 통증이 가라앉기를 잠시 기다리는 것도 방법이다.

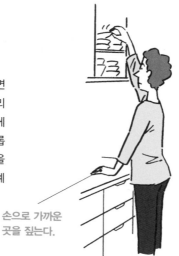

목/어깨 **허리** 무릎

통증이 약할 때

**위쪽 선반에서 물건을
꺼낼 때는 최대한 가까이**

서있는 상태에서 양팔을 뻗으면
윗몸이 앞으로 기울어져서 허리
에 통증이 생기기 쉽다. 허리에
조금 피로가 쌓였을 때, 번거롭
더라도 한 손으로 가까운 곳을
짚는 습관을 들여서 요통을 예
방하자.

다른 손으로
물건을 꺼낸다.

손으로 가까운
곳을 짚는다.

이
동작은
주의!

위험도 최상!

가장 주의해야 할 동작은 허리를 구부정
하게 굽히고 엉거주춤하게 물건을 드는
동작이다.
머리, 윗몸, 물건의 무게가 한꺼번에 허
리에 실려 매우 위험하다.

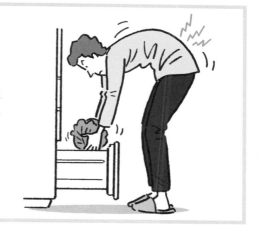

당기거나 들어 올리는 동작은 요통의 지름길
물건을 집거나 들어 올리는 동작은 물건의 무게와 관계없이 세심한 주의가 필요하다.
학창 시절에 배근력 측정하던 때를 떠올려보자. 허리를 굽히고 있으면 놀랍게도 힘이 들
어가지 않는다. 역도를 하는 사람도 역기를 들어 올릴 때 허리를 굽히지 않는다.
허리는 몸을 뒤로 젖히는 동작에 강하지만 당기거나 들어 올리는 동작에는 매우 약하다
는 사실을 기억하자.

07 설거지하기

싱크대에 체중 싣기

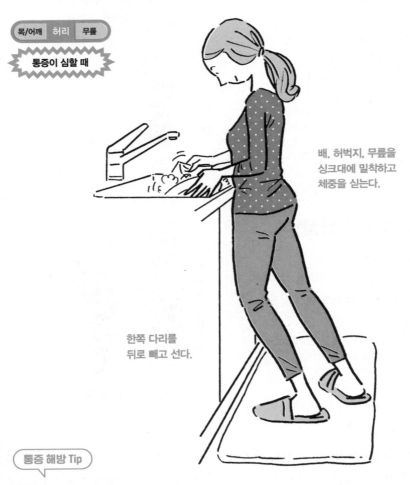

목/어깨 허리 무릎

통증이 심할 때

배, 허벅지, 무릎을
싱크대에 밀착하고
체중을 싣는다.

한쪽 다리를
뒤로 빼고 선다.

통증 해방 Tip

무게 중심 옮기는 요령 익히기
싱크대의 높이나 키에 따라 배, 허벅지, 무릎, 모든 부위를 다 기대지 않아도 좋다.
설거짓거리가 많을 때는 피로를 느끼기 전에 다리를 옮겨 준다. 종종 싱크대에 양손을 짚고
윗몸을 들어 올리며 허리를 쭉 펴주면 상당히 개운하다.
싱크대에 체중을 실어 설거지를 해보자.

체중 분산이 통증 해방의 기본

싱크대에 배를 붙이고 서면 그냥 서 있을 때보다 훨씬 편하다고 느낄 것이다. 체중을 분산시키면서 가능하면 고개를 숙이지 말고 시선만 아래를 보는 것이 좋다.

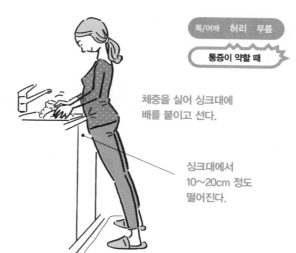

목/어깨 허리 무릎

통증이 약할 때

체중을 실어 싱크대에 배를 붙이고 선다.

싱크대에서 10~20cm 정도 떨어진다.

무릎과 허리에도 무리 없는 스쾃 동작

허벅지를 싱크대에 붙이고 체중을 지탱하기 때문에 무릎 관절에도 부담이 없는 스쾃 동작이다. 익숙해지면 천천히, 조금씩 깊게 허리를 내려보자.

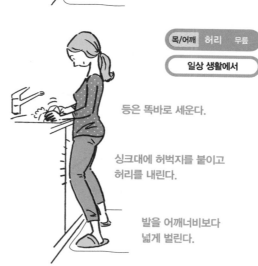

목/어깨 허리 무릎

일상 생활에서

등은 똑바로 세운다.

싱크대에 허벅지를 붙이고 허리를 내린다.

발을 어깨너비보다 넓게 벌린다.

아프다고 움직이지 않으면 오히려 악순환

하반신을 단련하는 스쾃 동작은 걸을 때마다 무릎이나 허리에 통증을 느끼는 사람에게 추천한다. 아프다고 움직이지 않으면 관절이 뻣뻣해지고 근력도 떨어져서 결국 악순환을 반복하게 된다.
통증을 참으면서까지 억지로 움직여서는 안 되지만 통증을 느끼지 않는 범위에서 조금씩 단련하는 것은 매우 중요하다.

08 물건 줍기

발가락을 효과적으로 활용하기

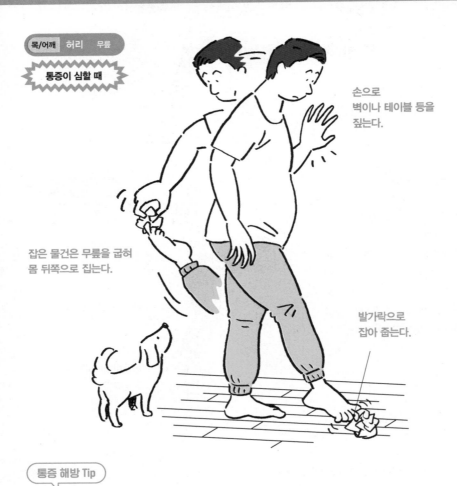

목/어깨 허리 무릎

통증이 심할 때

손으로 벽이나 테이블 등을 짚는다.

잡은 물건은 무릎을 굽혀 몸 뒤쪽으로 집는다.

발가락으로 잡아 줍는다.

통증 해방 Tip

아플 때 체면보다 중요한 것은 현실적 도움

발가락으로 물건을 집는 동작은 편할뿐더러 발가락을 자극하고 운동하는 데에도 도움이 되니 추천한다. 허리에 피로가 쌓였을 때 시도해보자.

이외에도 바닥에 떨어진 물건을 우산 끝에 걸어서 줍거나, 빗자루로 한곳에 모아서 한꺼번에 줍는 등, 허리를 굽히지 않고도 충분히 물건을 주울 수 있다.

통증 해방 Tip

다리를 뒤로 올리며 허리와 무릎 부담을 줄이기

프로 골퍼는 골프 클럽을 지팡이처럼 사용해 바닥을 짚고 한쪽 다리를 뒤로 올려 공을 줍는다. 허리나 무릎에 실리는 부담이 적으니 시도해보자.

목/어깨 **허리** **무릎**

일상 생활에서

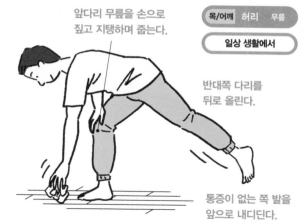

앞다리 무릎을 손으로 짚고 지탱하며 줍는다.

반대쪽 다리를 뒤로 올린다.

통증이 없는 쪽 발을 앞으로 내디딘다.

통증 해방 Tip

허리가 아닌 다리 활용하기

다리의 근력을 활용하여 허리를 내린 뒤 물건을 줍는다. 근처에 짚을 만한 곳이 있다면 허벅지보다 그곳을 짚는 것이 더 좋다.

목/어깨 **허리** **무릎**

통증이 약할 때

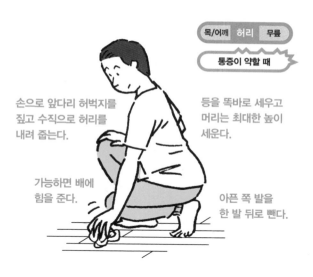

손으로 앞다리 허벅지를 짚고 수직으로 허리를 내려 줍는다.

가능하면 배에 힘을 준다.

등을 똑바로 세우고 머리는 최대한 높이 세운다.

아픈 쪽 발을 한 발 뒤로 뺀다.

허리를 지키기 위해 수단과 방법을 가리지 말기

허리에 피로가 쌓였을 때 떨어진 물건을 무리하게 집으려 하면 허리를 삐끗하기 쉽기 때문에 조심하는 것이 좋다. 순간순간 조심하면 예방하기 쉽지만 다치고 나서 치료하려면 더 오랜 시간이 걸리기 마련이다. 허리 컨디션이 좋지 않을 때는 최대한 머리를 앞으로 숙이지 않는 것이 철칙이다. 허리를 보호하며 물건을 주우려면 윗몸을 전봇대처럼 똑바로 세워서 고정한 채로 허리를 내리는 등 발가락이나 허벅지 근육을 충분히 활용하자.

09 청소하기

몸을 위로 뻗으며 가벼운 몸짓으로 청소하기

목/어깨　허리　무릎

일상 생활에서

위로 몸을 쭉 편다.

배에 힘을 주고 안으로 집어
넣으면서 바닥을 청소한다.

청소 밀대 손잡이를
가볍게 잡는다.

발뒤꿈치를
살짝 든다.

통증 해방 Tip

청소 시간은 코어 근육을 기르는 시간

통증이 없는 일상생활을 보내고 있다면 강력하게 추천하는 동작이다.

엎드려서 바닥을 청소하면 아무래도 허리에 큰 부담이 가기 마련이다. 그런 때는 몸을 일으키
고 위로 몸을 쭉 펴면서 배에 힘을 주고 안으로 집어넣어보자.

허리 보호대를 찬 것처럼 허리 주변을 단단히 잡아 보호하고 허리를 지키는 근력을 키울 수 있
다.

통증 해방 Tip

**청소기를 돌릴 때는
전봇대처럼 꼿꼿하게**

마치 전봇대가 청소기를 밀고
있는 모습을 상상해보자. 팔을
뒤로 뺀 반동을 이용해서 힘을
크게 들이지 않고 청소기 헤드
를 앞으로 미는 것이 허리를 지
키는 요령이다.

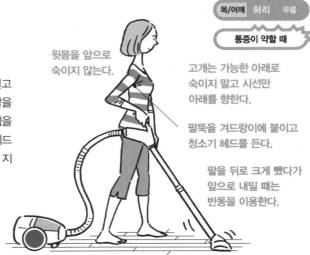

목/어깨 **허리** 무릎

통증이 약할 때

윗몸을 앞으로
숙이지 않는다.

고개는 가능한 아래로
숙이지 말고 시선만
아래를 향한다.

팔뚝을 겨드랑이에 붙이고
청소기 헤드를 든다.

팔을 뒤로 크게 뺐다가
앞으로 내밀 때는
반동을 이용한다.

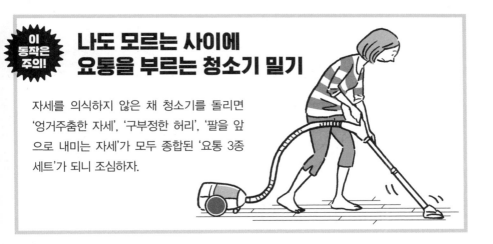

**이
동작은
주의!**

나도 모르는 사이에
요통을 부르는 청소기 밀기

자세를 의식하지 않은 채 청소기를 돌리면
'엉거주춤한 자세', '구부정한 허리', '팔을 앞
으로 내미는 자세'가 모두 종합된 '요통 3종
세트'가 되니 조심하자.

통증의 범인은 가까이에 있다

요통으로 고생하는 사람에게 언제 가장 통증이 심한지 물어보면 주로 '청소기를 돌린 후'
라고 답한다. 그렇다면 청소기를 돌리는 동작에 문제가 있다고 생각할 법도 하지만, 우리
가 늘 일상에서 당연하게 하는 행동이다 보니 이 동작이 원인이라고 생각하기 어려울 수
있다. 태어날 때부터 우리 몸의 중요한 일부인 머리가 사실 결림과 통증을 일으키는 범인
이었다니, 아무도 예상하지 못했을 것이다.

10 다리미질

벽에 등을 붙이면 놀랍도록 편해진다

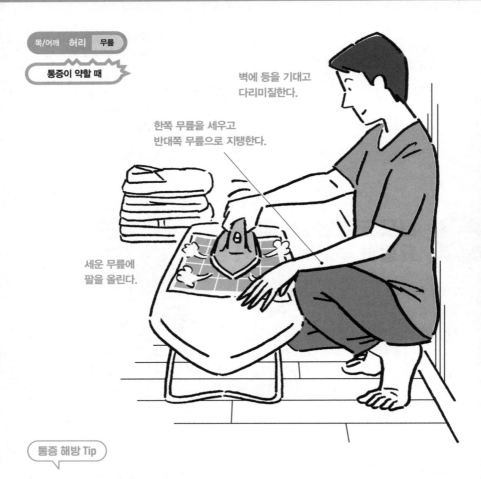

목/어깨 허리 **무릎**

통증이 약할 때

벽에 등을 기대고
다리미질한다.

한쪽 무릎을 세우고
반대쪽 무릎으로 지탱한다.

세운 무릎에
팔을 올린다.

통증 해방 Tip

바닥에서 다리미질은 최대한 피하기

바닥에 앉아서 다리미질을 하면 몸에 부담이 크다. 부득이하게 바닥에서 해야 할 경우에는 한쪽 무릎을 세우고 허리부터 등까지 벽에 기대면 목, 어깨, 허리의 부담을 줄일 수 있다.
무릎이 약하다면 이 동작은 피하고 다리미질할 때 의자에 앉거나 서서 하는 것이 좋다.

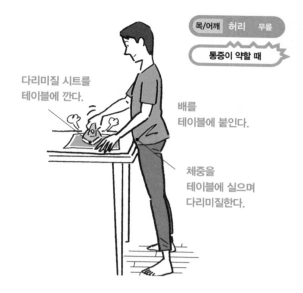

통증 해방 Tip

서서 다리미질하는 사람이 프로

테이블 말고 높이가 있는 다림
판을 사용하면 다림판에 체중
을 실을 수 없으니 오른쪽 그림
처럼 벽에 등과 엉덩이를 기대
어 다리미질하는 것이 좋다.

다리미질 시트를
테이블에 깐다.

배를
테이블에 붙인다.

체중을
테이블에 실으며
다리미질한다.

틈새
동작
추천!

다리미질이 끝나면
허리를 반대로 펴주기

평소에 허리를 앞으로 굽히는 동작이
많을 경우, 반대 방향으로 펴주는 동
작을 하면 몸이 훨씬 가뿐해진다. 자
투리 시간을 활용하여 몸을 가뿐하게
만들어보자.

5초 정도 천천히
개운하게 허리를
뒤로 뻗는다.

요추전만증이
있는 사람은
이 동작을 피한다.

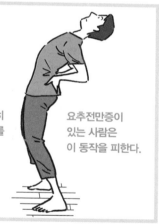

다리미질, 피할 수 없다면 즐겨라!

다리미질할 때 최대한 허리에 부담을 줄이는 것이 중요하다. 세탁소 직원이 서서 다리미
질하는 이유는 다리를 자유롭게 움직일 수 있는 자세가 단연코 허리에 부담이 덜하기 때
문이다.

옷을 옷걸이에 걸고 다리미질할 수 있는 스팀다리미나 주름 제거 기능이 있는 섬유유연
제를 적극적으로 활용하는 것도 좋은 방법이다.

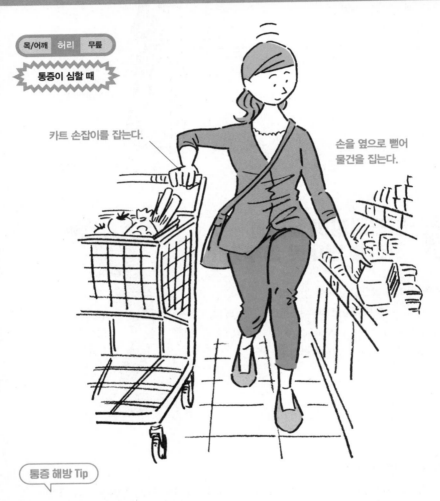

목/어깨 허리 무릎

통증이 심할 때

카트 손잡이를 잡는다.

손을 옆으로 뻗어
물건을 집는다.

통증 해방 Tip

간단한 장보기라도 카트는 필수

앞으로 팔을 뻗으면 조금이라도 몸을 앞으로 숙이게 된다. 이 동작은 한 순간에 통증을 악화시킬 수 있는 동작이다. 카트를 집은 손으로 몸을 지탱하면서 선반을 옆에 두고 팔을 앞이 아닌 옆으로 뻗으면 윗몸을 앞으로 숙이지 않고도 물건을 집을 수 있다. 선반 아래쪽 물건은 그 상태에서 다리를 앞뒤로 약간 벌리고 수직으로 허리를 내려 집는다.

물건에 손을 뻗는 순간에 주목
몸과 선반 사이에 장바구니를
쿠션처럼 끼우면 허리 통증 없
이 손을 뻗을 수 있다. 높은 곳
에 있는 물건도 문제없이 편하
게 집을 수 있다.

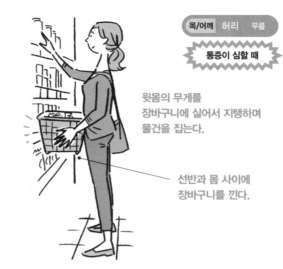

목/어깨 허리 무릎

통증이 심할 때

윗몸의 무게를
장바구니에 실어서 지탱하며
물건을 집는다.

선반과 몸 사이에
장바구니를 낀다.

통증 해방 Tip

마트는 자세를 교정하는 헬스장
많은 사람이 모이는 마트는 의
식적으로 바른 자세를 만들기
에는 안성맞춤이다. 피로가 쌓
였을 때는 허리를 구부정하게
굽히지 않도록 신경 쓰기만 해
도 충분하다.

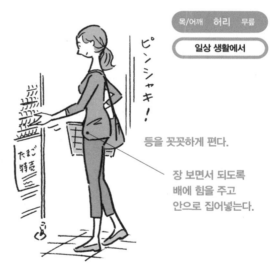

목/어깨 허리 무릎

일상 생활에서

등을 꼿꼿하게 편다.

장 보면서 되도록
배에 힘을 주고
안으로 집어넣는다.

등을 쭉 뻗으면 기분도 쭉 올라간다
뇌과학과 심리학이 발전하면서 '행동이 정신 상태도 좌지우지한다'라는 것을 알게 되었
다. 예를 들어 등을 쭉 펴면 왠지 긍정적인 느낌이 들고 등을 굽히고 쭈그리면 기분도 가
라앉는 경향이 있다고 한다.
등을 쭉 펴는 동작은 의식적으로 반복할 가치가 충분히 있는 동작이다.
(주의) 등을 항상 편 상태로 유지해야 한다는 것은 아니다.

(통증 해방 Tip)

짐을 내 몸의 일부처럼 밀착하기

짐이 몸에서 멀리 떨어질수록 허리
에 힘이 더 들어간다. 짐을 손으로
들 때도 앞이 아니라 허리 옆이나 엉
덩이 근처에 손을 대어 고정하면 한
결 편하다.

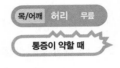

목/어깨 허리 무릎

통증이 약할 때

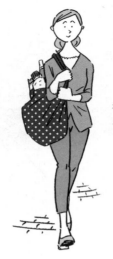

팔뚝을 겨드랑이에 붙이고,
짐은 몸에 밀착해서 든다.

(통증 해방 Tip)

짐의 위치를 몸의 축과 일치시키기

오랜 시간 짐을 들어야 하거나 혹은
반복해서 짐을 옮겨야 하는 상황이
라면 짐을 머리 위나 어깨에 얹어보
자. 몸 앞으로 안는 동작보다 훨씬
편하다.
짐을 내릴 때도 몸을 숙이지 말고 수
직으로 내리도록 한다.

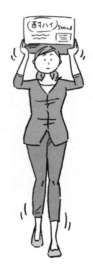

목/어깨 허리 무릎

통증이 약할 때

짐을 머리나
어깨 위에 올리고
양손으로 받친다.

몸을 꼿꼿하게
세운다.

짐을 드는 방식에 따라 관절이 웃거나 울거나

짐을 들 때 몸이 앞으로 쏠리는 방식은 되도록 피하고 장을 볼 때 관절의 부담을 줄이는
것은 아주 중요한 일이다.
장볼 때 바퀴 달린 장바구니나 배낭, 힙색 파우치 사용을 추천한다. 바퀴 달린 장바구니
는 최대한 몸 가까이에서 끌고, 힙색 파우치는 몸에 완전히 밀착되도록 벨트를 조절하는
것이 좋다.

통증 해방 도감

업무
일상 동작

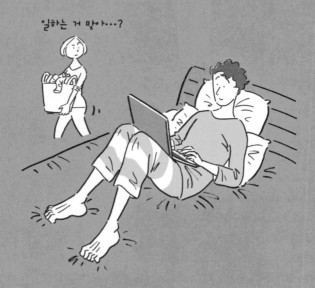

일하는 거 맞아···?

12 앉아서 일하기

책상과 의자 사이에 몸을 끼워서 머리 위치를 안정시키자

목/어깨   허리   **무릎**

통증이 심할 때

책상과 의자 등받이 사이에
윗몸을 끼운다.

팔로 받치고
윗몸을 세운다.

다리는 체중을 실을 수
있는 곳에 둔다.

통증 해방 Tip

안정감을 느낄 수 있는 앉은 자세

앉을 때 가장 중요한 포인트는 아래와 같다.

1. 닿는 면을 늘리고 머리 위치를 높이기
2. 오랜 시간 같은 자세를 유지하지 않기
3. 다리로도 체중을 지탱하기

아무리 자세를 바꿔보아도 앉은 자세가 편하지 않다면 의자를 교체하거나 바른 자세를 잡도
록 도와주는 쿠션 등을 이용하는 것도 방법이다.

통증 해방 Tip

'다리를 꼬는 것은 건강에 나쁘다'라는 말은 오해?!

'다리를 꼬면 골반이 틀어진다' 라는 인식이 강하지만 이는 계속 같은 다리를 꼬고 있을 때 적용되는 말이다. 통증을 줄일 수 있다면 번갈아 다리를 꼬는 동작도 나쁘지 않다.

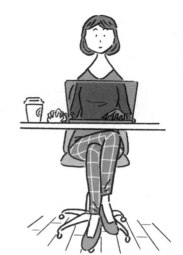

목/어깨 허리 무릎

통증이 약할 때

아래쪽 다리를 휘감듯이 다리를 꼰다.

같은 다리를 오랜 시간 꼬지 않는다.

통증 해방 Tip

의자에서 바르게 일어나는 법

의자에서 일어날 때는 팔걸이나 책상 등을 짚고 일어난다. 짚을만한 곳이 없을 때는 의자 좌판이나 허벅지를 손으로 짚으며 일어난다. 발을 앞뒤로 벌리는 것도 도움이 된다.

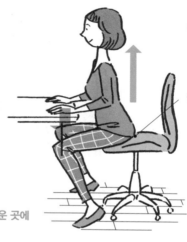

목/어깨 허리 무릎

통증이 심할 때

걸터앉는다.

손으로 책상을 아래로 누르며 똑바로 일어난다.

가능한 가까운 곳에 발을 둔다.

편하게 앉아서 어깨결림과 요통에서 해방되자!

몸이 불편할 때 오랜 시간 앉아있기는 피하는 것이 좋지만 어쩔 수 없는 상황이 있기 마련이다. 업무를 할 때, 식사를 할 때, 지하철을 타고 이동할 때, 화장실을 이용할 때 등 각 상황에 따라 편하게 앉는 방법도 다양하다.

다리를 꼬는 대신 한쪽 엉덩이를 가볍게 들어보기, 머리를 지탱하며 손으로 턱 받치기 등 여러 동작을 시도해보자. 나에게 편한 다양한 동작을 찾아내면 통증에서 더 빨리 해방되는 성과를 올릴 수 있다.

13 스트레칭하기
혈액순환이 잘되어야 피로에서 해방된다

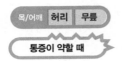

목/어깨 허리 무릎

통증이 약할 때

목을 움츠린다.

양어깨를 더 이상
올릴 수 없을 때까지
힘주어 올린다.

부들부들 떨릴 정도로
어깨에 힘을 강하게 주면
보다 효과적이다.

7초 동안 유지하다가
한 번에 힘을 푼다.

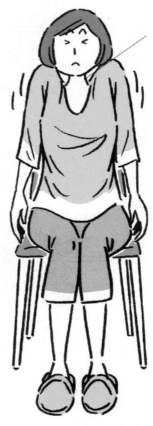

통증 해방 Tip

어깨의 피로는 움직여서 풀어주기

사무직이거나 데스크 업무가 많다면 목이나 어깨에 피로가 쌓이기 쉽다. 하지만 이 책에서 소개하는 일상 동작을 따라 하거나 나의 자세를 다시 돌아보기만 해도 목이나 어깨의 부담을 상당히 줄일 수 있다.

근육이 결릴 때는 가만히 안정을 취하기보다는 적극적으로 움직여서 혈액순환을 원활하게 하는 편이 더 빨리 결림을 풀 수 있다. 피로가 쌓이면 아프기 전에 먼저 움직여서 미리 풀어주자.

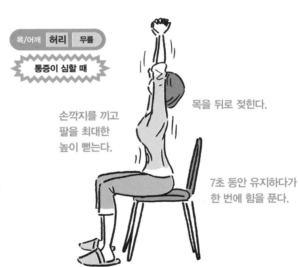

통증 해방 Tip

결림과 함께 새우등도 탈출!

목이나 등이 몸 앞쪽으로 쏠려 통증을 느끼는 경우, 뒤로 쭉 펴는 동작을 하면 혈액순환도 원활해지고 피로도 풀린다. 어깨가 굽은 사람에게도 추천하는 동작이다.

가슴을 앞으로 쭉 내민다.

목/어깨 **허리** 무릎

통증이 심할 때

뒤에서 손깍지를 끼고 고개를 뒤로 젖힌다.

7초 동안 유지하다가 한 번에 힘을 푼다.

통증 해방 Tip

배를 오목하게, 요추전만증 완화하기

요추전만증이 있는 사람은 허리를 잘못 펴면 통증을 느낄 수 있다. 배에 힘을 크게 주며 안으로 집어넣어보자. 목 상태가 불안한 사람은 앞을 똑바로 보며 진행한다.

목/어깨 **허리** 무릎

통증이 심할 때

손깍지를 끼고 팔을 최대한 높이 뻗는다.

목을 뒤로 젖힌다.

7초 동안 유지하다가 한 번에 힘을 푼다.

혈액을 잘 순환시키고 몸을 가꿔나가자

어깨와 목을 마사지할 때 개운하다고 느끼는 이유는 피로가 쌓여 딱딱하게 굳은 근육에 혈액이 돌아서이다. 늘 전문가에게 마사지를 받을 수 있으면 좋겠지만 현실은 보통 그러기 어렵다.

통증 해방 도감의 일상 동작의 장점은 혼자서도 할 수 있다는 것이다. '나에게 딱 좋을 것 같은' 동작을 충분히 시도해보자. 내가 개운하다고 느끼는 동작을 일상에서 실천하면서 몸을 가뿐하게 가꿔나가자.

14 무거운 짐 들기

벽에 엉덩이를 붙여서 체중을 분산시키자

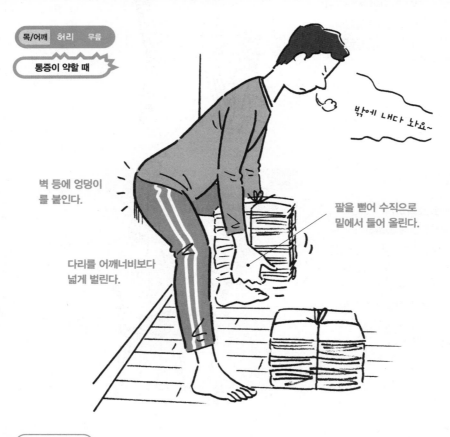

목/어깨 허리 무릎

통증이 약할 때

밖에 내다 놔요~

벽 등에 엉덩이를 붙인다.

팔을 뻗어 수직으로 밑에서 들어 올린다.

다리를 어깨너비보다 넓게 벌린다.

통증 해방 Tip

몸으로 끌어당기듯 들어올리기

허리 컨디션이 좋지 않을 때 무거운 물건이나 사람을 들어 올리면 걷기 힘들 정도로 요통이 악화할 수 있으니 반드시 피해야 하는 동작이다. 꼭 지금 해야 하는지 다시 한번 생각할 필요가 있다.

어린 손자를 돌봐야 하는 등 불가피한 상황에는 최대한 허리에 부담이 가지 않는 방향으로 진행한다.

통증 해방 Tip

**세운 무릎의 힘으로
한 번에 일어나기**

세운 무릎에 팔을 올리고 지탱
하며 들어 올린다. 팔, 다리, 배
동시에 힘을 주고 한 번에 일어
나는 것이 중요 포인트다. 미끄
러지기 쉬운 곳에서는 반드시
양말을 벗는다.

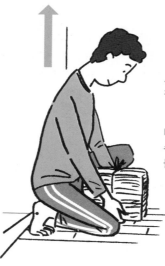

세운 무릎 위에
팔을 얹는다.

배에 힘을 꽉 주고
수직으로 일어나며
들어 올린다.

처음부터 끝까지
허리를 굽히지
않는다.

양말은 신지 않는다.

허리가 아플 때 이 자세로 들어올리기는 금지

**'올바른 들어올리기
자세'라고 알려진 자세**
통증이 없을 때는 올바
른 자세가 맞지만, 요
통이 있을 때는 통증이
악화하는 동작이다.

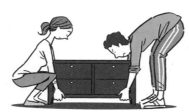

잘못된 들어올리기 자세
가장 피해야 하는 들어
올리기 자세이다. 가벼
운 물건을 들 때 무심코
이 자세를 취할 수 있으
니 주의하자.

다양한 수단을 통해 요통에서 해방되자

허리에 부담을 주는 동작이 많은 간호 업계에서는 요통으로 일을 그만두는 사람이 적지
않다. 반면에 미용 업계에서는 요통으로 퇴직하는 미용사는 줄고 있다고 한다. 허리를 숙
이지 않고도 머리를 감길 수 있는 샴푸대가 등장했고 커트를 할 때도 보조 스툴에 앉아서
할 수 있게 된 것이 큰 영향을 주었다고 한다. 요통을 예방하려면 다양한 수단을 활용하
여 허리의 부담을 줄이는 것이 중요하다.

15 회의하기

팔을 지지대 삼아 몸을 지탱하자

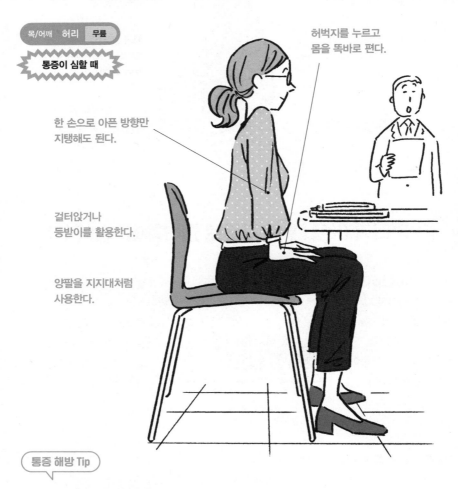

목/어깨 허리 **무릎**

통증이 심할 때

허벅지를 누르고
몸을 똑바로 편다.

한 손으로 아픈 방향만
지탱해도 된다.

걸터앉거나
등받이를 활용한다.

양팔을 지지대처럼
사용한다.

통증 해방 Tip

힘들어도 고개 숙이지 말기

손을 허벅지에 받치고 팔을 지지대처럼 사용하여 머리 무게를 지탱한다.

등받이를 쓰거나 의자에 걸터앉거나 팔꿈치를 책상에 붙이는 등 자세를 바꾸면서 힘든 회의 시간을 헤쳐나가자.

이 동작은 어깨와 목이 자주 걸리는 사람에게도 추천한다.

곰곰이 생각하는 척!
목 스트레칭하기

비스듬히 고개를 기울이고 턱을 당겨 목의 뒤쪽을 강하게 펴준다. 천천히 올려다보는 느낌으로 고개를 젖힌다. 개운하게 느껴지는 부분이 피로가 쌓인 부분이다.

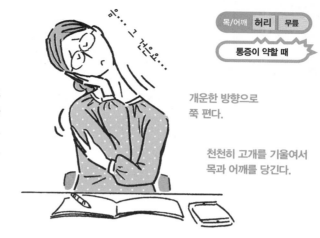

목/어깨 **허리** **무릎**

통증이 약할 때

개운한 방향으로 쭉 편다.

천천히 고개를 기울여서 목과 어깨를 당긴다.

아프지 않고 건강한 몸을
만드는 동작

등을 곧게 펴고 배를 안으로 집어넣는 동작은 사소해 보이지만 활기 넘치는 자세나 아프지 않고 건강한 몸을 만드는 데에 가장 효과적인 동작이다.

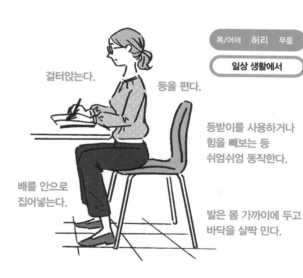

걸터앉는다.

등을 편다.

목/어깨 **허리** 무릎

일상 생활에서

등받이를 사용하거나 힘을 빼보는 등 쉬엄쉬엄 동작한다.

배를 안으로 집어넣는다.

발은 몸 가까이에 두고 바닥을 살짝 민다.

편한 자세일수록 더 피곤해진다고?

피곤하다고 등을 구부정하게 굽힌 자세로 앉아있으면 머리는 앞으로 튀어나오고 피로는 더 쌓일 뿐이다. 편하게 쉬는 것 같지만 오히려 몸에는 피로가 쌓인다.

의자에 앉는 자세 하나만 바꿔도 목, 어깨, 허리에 가는 부담이 줄어들고 몸에 쌓이는 피로도 줄어든다.

발을 몸 가까이에 두고 머리 무게를 다리로 지탱해도 비교적 피로가 쉽게 쌓이지 않는다.

16 재택근무

오랜 시간 컴퓨터를 해도 지치지 않는 비결

목/어깨 허리 **무릎**

통증이 심할 때

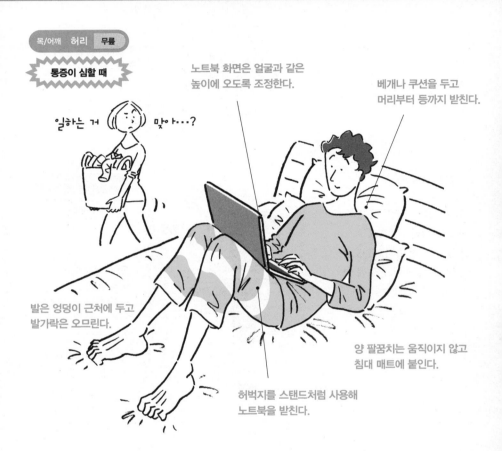

노트북 화면은 얼굴과 같은 높이에 오도록 조정한다.

베개나 쿠션을 두고 머리부터 등까지 받친다.

일하는 거 맞아…?

발은 엉덩이 근처에 두고 발가락은 오므린다.

양 팔꿈치는 움직이지 않고 침대 매트에 붙인다.

허벅지를 스탠드처럼 사용해 노트북을 받친다.

통증 해방 Tip

재택근무 할 때만 가능한 특별 자세!

이 동작은 평소에 통증이 없는 일상생활에서도 활용할 수 있는 추천 동작이다.

발가락을 오므리면 발이 미끄러지지 않고 안정된 자세를 유지할 수 있다. 발가락을 펴보거나 발의 위치를 바꾸는 등 나에게 딱 맞는 자세로 조정해보자.

팔꿈치가 떠 있으면 팔이나 어깨에 피로가 쌓이니 주의하는 것이 좋다.

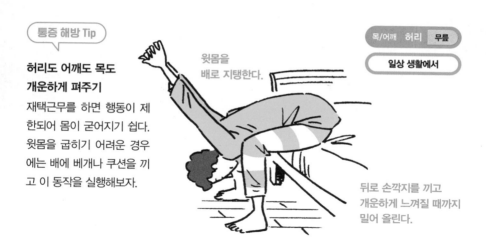

통증 해방 Tip

**허리도 어깨도 목도
개운하게 펴주기**
재택근무를 하면 행동이 제
한되어 몸이 굳어지기 쉽다.
윗몸을 굽히기 어려운 경우
에는 배에 베개나 쿠션을 끼
고 이 동작을 실행해보자.

목/어깨 허리 **무릎**

일상 생활에서

윗몸을
배로 지탱한다.

뒤로 손깍지를 끼고
개운하게 느껴질 때까지
밀어 올린다.

통증 해방 Tip

일하는 틈틈이 쉬어주기
허리만 흔들기 어려운 경우
에는 어깨도 같이 흔들흔들
옆으로 흔들어보자. 노트북
화면을 보면서 하지 말고 눈
을 감고 동작을 하면 개운함
도 두 배가 된다.

목/어깨 허리 무릎

통증이 약할 때
10~30초

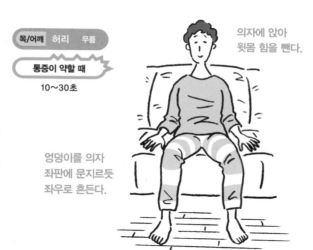

의자에 앉아
윗몸 힘을 뺀다.

엉덩이를 의자
좌판에 문지르듯
좌우로 흔든다.

다리를 떨면 복이 달아난다? 통증도 달아날지도!
어릴 적, '다리를 떨면 복 달아나니까 다리 떨지 마!' 이런 말을 들어본 적이 있을 것이다.
하지만 최근 다리를 떠는 행동이 조직 재생을 촉진한다는 의학적 사실이 알려지면서 변
형성 슬관절증이나 변형성 고관절증의 치료법으로 국내외에서 높게 평가받고 있다. 스트
레칭보다 혈액순환에 효과가 좋다고 하니 자투리 시간에 적극적으로 시도해보자.

17 감사·사과하기

손을 잘 활용하면 통증도 잡고 예의도 지킬 수 있다

목/어깨 허리 무릎

통증이 약할 때

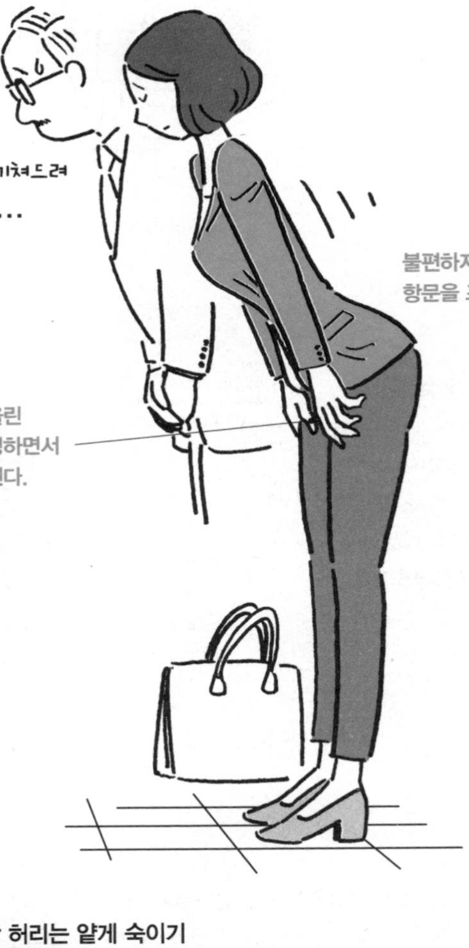

이번 일로 불편을 끼쳐드려
사과드립니다...
불편하지 않다면
항문을 조인다.
허벅지에 올린
손으로 지탱하면서
윗몸을 굽힌다.

통증 해방 Tip

감사 · 사과는 예의 있게, 하지만 허리는 얕게 숙이기

허리에 피로나 통증이 조금이라도 쌓였을 때는 감사 · 사과 인사를 하더라도 허리 각도를 깊이 숙이지 않는 것이 좋다. 각도가 얕더라도 진심을 담아 상대방보다 더 오래 숙이고 있으면 실례가 되지 않으리라 생각한다. 가능하면 어딘가에 엉덩이를 붙이거나 손으로 자연스럽게 테이블을 짚으면 허리에 부담이 훨씬 줄어든다.

**통증을 피하기 위한
고육지책**

윗몸을 앞으로 조금만 숙
여도 통증이 심하다면 감
사 · 사과를 할 때 허리를 숙
이지 않는 방향을 고려해 보
자. 하루라도 빨리 허리 건
강을 되찾도록 노력하자.

목/어깨 **허리** 무릎

통증이 심할 때

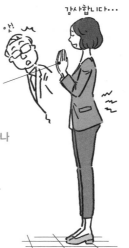

감사합니다···

앗!

양손을 모아
인사한다.

상대방의 눈을 보며 감사나
사과의 마음을 전한다.

상황에 맞게 허리 상태가
좋지 않다는 것을
솔직하게 말한다.

**허리를 숙이면서도
허리를 보호하는 법**

각도에 상관없이 허리를 숙
일 때 배에 힘을 주고 안으
로 집어넣는 습관을 들이면
좋다.

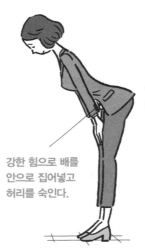

목/어깨 **허리** 무릎

일상 생활에서

엉덩이를 뒤로
내민다.

윗몸을 일으키기 전까지
배는 오목하게 힘을 준다.

가슴을 펴고
허리는 구부정하게
굽히지 않는다.

강한 힘으로 배를
안으로 집어넣고
허리를 숙인다.

'허리 숙여 인사하기' 요즘은 달라졌다?

배 앞에 손을 포개고 허리를 숙이지 않은 채 턱만 당겨 인사하는 서비스업 종사자가 요
즘 자주 보인다. 아마도 이것은 허리를 보호하기 위해 새로 만들어진 인사법이 아닐까
한다. 가게의 모든 점원이 같은 방법으로 인사하는 것으로 보아 인사 메뉴얼이 따로 있
을 것이다.
간소하게 인사하더라도 하루에 몇 번이고 반복해서 허리 숙여 인사하면 허리에 좋을 리
가 없다. 새로운 방식의 인사법이 더 많이 알려졌으면 하는 마음이다.

허리 아플 때
'궁디팡팡'을 추천합니다

나는 항상 어깨결림·요통 해소 세미나에 오는 사람들의 자세를 체크하곤 한다.

특히 중요한 것이 등을 펴는 자세인데 본인은 똑바로 펴고 있다고 생각해도, 앞으로 조금씩 기울었거나, 휘었거나, 아예 펴지지 않은 경우도 자주 있다.

일상생활 속에서 등을 쭉 펴는 동작을 실천하지 않으면 등을 펴는 근력이 약해져서 머리 무게가 실리는 근육과 관절에 부담이 간다.

이 글을 읽고 걱정이 되는 사람은 하루에 한 번이라도 좋으니 머리와 등을 벽에 기댄 상태로 위로 손깍지를 끼고 기지개를 켜듯 쭉 펴보자. 나는 매일 아침 일어나면 기지개를 켜며 등을 편다.

또 허리가 아플 때 추천하는 동작은 옆으로 누워 안마봉으로 엉덩이 옆쪽을 두드리는 '궁디팡팡'이다. 민간요법이기는 하지만 피곤해서 딱딱하게 뭉친 엉덩이 근육을 두드려주기만 해도 허리 통증이 조금 줄어든다. 안마봉이 없다면 주먹을 쥐어 손으로 팡팡 두들겨보자.

통증 해방 도감

이동

일상 동작

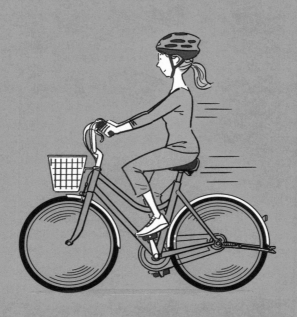

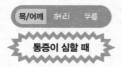

목/어깨 허리 무릎

통증이 심할 때

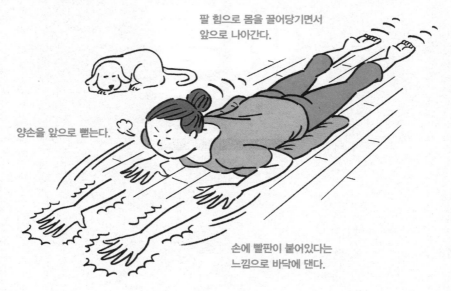

팔 힘으로 몸을 끌어당기면서
앞으로 나아간다.

양손을 앞으로 뻗는다.

손에 빨판이 붙어있다는
느낌으로 바닥에 댄다.

통증 해방 Tip

몸을 일으킬 수 없을 때 최후의 이동 수단
집에서 몸을 일으킬 수 없어 곤란한 상황에는 애써 일어나지 말고, 무언가 잡고 일어날 만한
것이 있는 장소까지 '엎드려서' 이동하는 것이 현명하다.
또 걷기만 해도 통증이 심할 때는 집 바닥이 마룻바닥이라면 목욕 수건을, 카펫이라면 비닐
시트나 비닐봉지를 몸 아래에 깔면 부드럽게 이동할 수 있다.

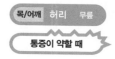

통증 해방 Tip

벽이나 테이블, 우산 등을 활용하기

엎드려서 이동할 정도는 아니지만 아파서 힘들 때 추천하는 방법이다. 손으로 벽이나 테이블을 짚고 때에 따라 우산 등을 지팡이 대신 사용하면 좋다.

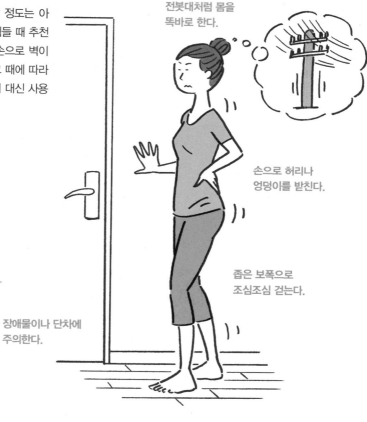

전봇대처럼 몸을 똑바로 한다.

손으로 허리나 엉덩이를 받친다.

좁은 보폭으로 조심조심 걷는다.

장애물이나 단차에 주의한다.

너무 아파서 움직일 수 없어! 허리를 삐끗했을 때 대처법

지인이 요통으로 몸을 가눌 수조차 없어 곤란한 상황이라고 전화를 한 적이 있다. 일단 먼저 안정을 취하고 조금이라도 편한 자세로 누워 있으라고 했다.

격한 허리 통증은 무리만 하지 않으면 하루에서 사흘 정도 지나면 어느 정도 가라앉는다.

그러나 심한 통증이 가라앉았다고 너무 늘어지는 것은 좋지 않다.

이 책에서 설명하는 동작을 통해 허리를 보호하면서 최대한 빨리 회복하도록 하자.

우산은 제3의 다리! 체중을 분산시키자

목/어깨 허리 무릎

통증이 심할 때

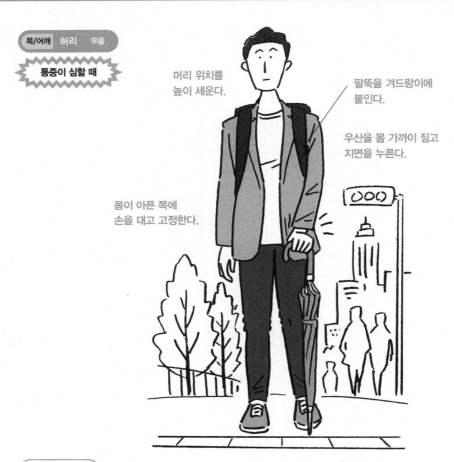

머리 위치를
높이 세운다.

팔뚝을 겨드랑이에
붙인다.

우산을 몸 가까이 짚고
지면을 누른다.

몸이 아픈 쪽에
손을 대고 고정한다.

통증 해방 Tip

우산은 든든한 나의 편
우산에 체중을 싣는 것이 아니다. 몸이 앞으로 쏠리지 않도록 다리를 보조하여 지탱해 주는 지지대처럼 사용한다.
팔은 몸에 딱 붙이고 우산은 앞, 중앙, 옆, 뒤 편한 위치에 자유롭게 짚는다.
우산이 미끄러지지 않도록 충분히 주의를 기울이자.

의외로 사람들은 몰라보는 자세

살짝 몸을 뒤로 기울이고 허리를 앞으로 내미는 동작이다. 허리가 아플 때는 물론 허리에 피로가 쌓였다는 느낌이 들 시점에서 자주 실행하면 요통 예방에도 도움이 된다.

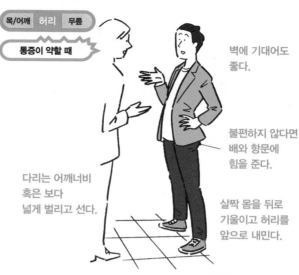

목/어깨 **허리** **무릎**

통증이 약할 때

벽에 기대어도 좋다.

불편하지 않다면 배와 항문에 힘을 준다.

다리는 어깨너비 혹은 보다 넓게 벌리고 선다.

살짝 몸을 뒤로 기울이고 허리를 앞으로 내민다.

일상생활에서 미리 단련하기

약속 장소에서 대기할 때나 버스 · 전철을 기다리는 시간이야말로 근력을 단련하기 딱 좋은 시간이다. 틈틈이 머리를 지탱하는 근력을 키워놓자.

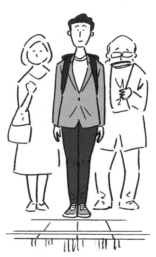

목/어깨 **허리** 무릎

일상 생활에서

뒤에 벽이 있다고 생각하고 똑바로 선다.

엉덩이와 안쪽 허벅지를 안으로 조인다.

가슴을 가볍게 열고 배에 힘을 주고 안으로 집어넣는다.

30년 동안 꾸준히 '이 동작'을 계속하는 이유

똑바로 서서 몸을 안쪽으로 조이는 동작은 내가 건널목에서 신호를 기다릴 때나 엘리베이터 안에서 등 거의 30년 동안 계속한 동작이다. 통증이 감소할 뿐만 아니라 스타일도 좋아지는 효과가 있다.

또 항문을 조이는 동작은 요실금에, 허벅지를 안으로 조이는 동작은 O자 다리 예방과 개선에 도움을 준다.

통증을 느끼지 않는 선에서 오늘 바로 시작해도 좋을 '강력 추천' 동작이다.

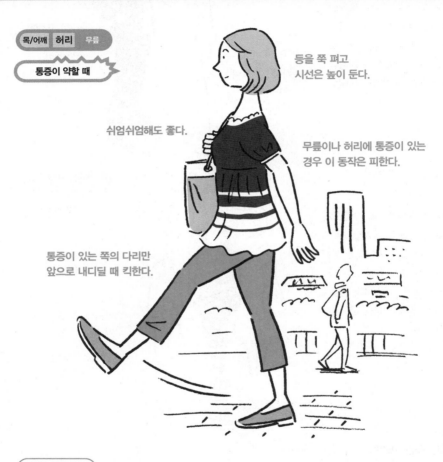

목/어깨　**허리**　무릎

통증이 약할 때

등을 쭉 펴고
시선은 높이 둔다.

쉬엄쉬엄해도 좋다.

무릎이나 허리에 통증이 있는
경우 이 동작은 피한다.

통증이 있는 쪽의 다리만
앞으로 내디딜 때 킥한다.

통증 해방 Tip

걸으면서 무릎 통증 날리기

무릎 관절 아래만 따로 날리며 차는 느낌의 동작이다. 뼈와 뼈 사이에 틈을 만들어 관절을 풀
어준다.

이 동작이 어렵다면 98쪽을 참고하여 앉아서 연속으로 킥하는 동작을 연습하며 감을 잡아보
자. 킥하며 걷는 킥 워킹은 순간적인 동작이라 주위 사람들의 시선을 잘 끌지 않는 동작이다.

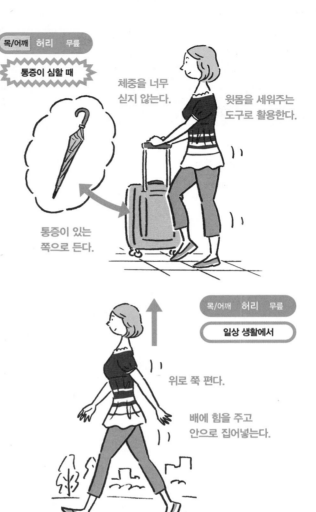

통증 해방 Tip

캐리어나 우산을 활용하기

캐리어나 우산은 허리와 무릎
을 보호해 주지만 지면이 고르
지 않은 길이나 자갈길은 캐리
어 바퀴의 적이다. 진동은 허리
에도 영향을 주기 때문에 평평
한 길을 골라서 걷는 것이 중요
하다.

목/어깨 **허리** **무릎**

통증이 심할 때

체중을 너무
싣지 않는다.

윗몸을 세워주는
도구로 활용한다.

통증이 있는
쪽으로 든다.

통증 해방 Tip

**통증 없이
건강한 몸을 만드는 걷기**

강하게 오랫동안 배에 힘을 주
고 안으로 당기면 허리 보호대
처럼 허리 주변을 단단하게 보
호 해주는 근육을 단련할 수 있
다. 쉬엄쉬엄 계속 반복해주는
것이 좋다.

목/어깨 **허리** 무릎

일상 생활에서

위로 쭉 편다.

배에 힘을 주고
안으로 집어넣는다.

요추전만 통증이 순식간에 사라진 이유

잡지 관련 업무로 도움을 준 적이 있는 한 여배우는 수십 년 동안 요통에 시달렸다고 한
다. 벽에 등을 대고 선 자세를 보니 상당히 심한 요추전만증이었는데 본인은 자각하지 못
한 채 의식적으로 가슴을 펴고 자세를 바르게 잡았다고 한다.
그때 벽과 허리 뒤쪽의 공간을 메꾸는 느낌으로 배에 힘을 주고 안으로 당기는 동작을 연
습했더니 그 자리에서 허리의 통증이 씻은 듯 사라졌다. "요통은 지병이 아니었군요!"라
고 여배우는 놀라며 기뻐했다.

21 계단 오르내리기

양손으로 난간을 꽉 붙잡기

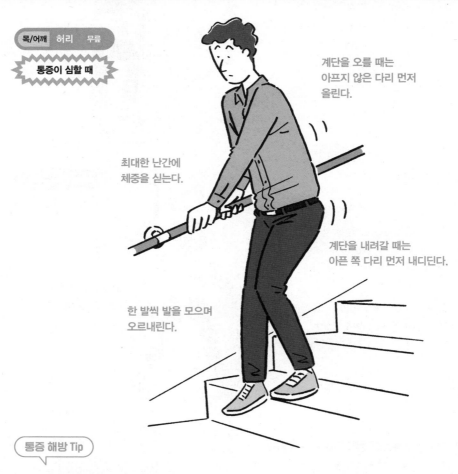

통증이 심할 때

계단을 오를 때는
아프지 않은 다리 먼저
올린다.

최대한 난간에
체중을 싣는다.

계단을 내려갈 때는
아픈 쪽 다리 먼저 내디딘다.

한 발씩 발을 모으며
오르내린다.

통증 해방 Tip

통증은 몸이 내지르는 비명

계단을 꼭 사용해야만 할 때, 억지로 통증을 참으면서 평소와 같은 동작으로 계단을 오르내리는 것은 피해야 한다.

통증은 몸이 내지르는 비명이다. 욱신거리는 통증을 느낄 때마다 무릎이나 허리의 상태가 더 악화한다고 생각하자. 한 발, 한 발씩 모으며 계단을 오르내리면 시간은 조금 걸리지만 무릎이나 허리의 부담을 조금이라도 줄이는 것이 더 중요하다.

목/어깨 **허리** 무릎

통증이 약할 때

등을 굽힐수록
몸에는 큰 부담

계단에서 몸을 앞으로 숙이지
않도록 신경 쓰기만 해도 몸에
실리는 부담이 줄어든다.

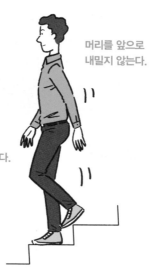

머리를 앞으로
내밀지 않는다.

허리를
굽히지 않는다.

이 동작은 주의!

지팡이를 짚는 위치에 따라
몸에 실리는 부담이 달라진다!

지팡이는 머리의 위치가 낮아지지 않
도록 발밑을 짚으며 몸을 지탱하는
도구이다. 오른쪽 남성처럼 무거운
머리가 앞으로 나와 있으면 지팡이를
쓰더라도 피로가 오히려 더 쌓이기만
할 뿐이다.

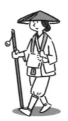
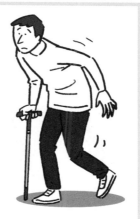

위쪽 순례자의
지팡이 짚는 방법이
좋은 예시이다.

팔을 앞으로 내미는 동작을 주의하자

강아지를 산책시키는 할머니가 리드줄째 팔과 머리가 앞으로 끌려 나가 금방이라도 넘
어질 것 같은 모습을 본 적이 있다. 겨드랑이에 팔뚝을 붙이고 리드줄을 잡으면 강아지가
앞으로 끌고 나가도 괜찮다고 알려드리자 "어머 정말이네!"하고 매우 기뻐하셨다.
청소하거나 지팡이를 짚거나 물건을 집는 등 팔을 앞으로 내미는 동작을 하면 무의식적
으로 머리도 앞으로 나가 허리에 부담을 주기 쉽기 때문에 주의하자.

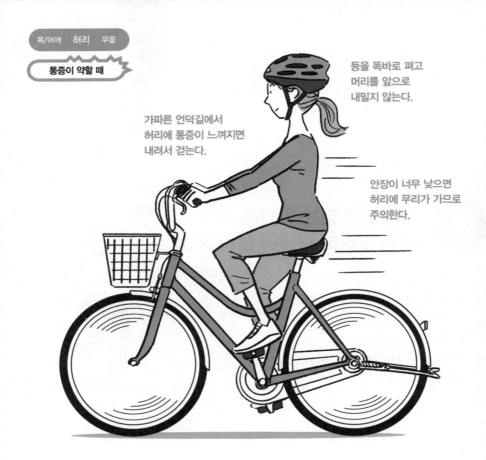

목/어깨 허리 무릎

통증이 약할 때

등을 똑바로 펴고 머리를 앞으로 내밀지 않는다.

가파른 언덕길에서 허리에 통증이 느껴지면 내려서 걷는다.

안장이 너무 낮으면 허리에 무리가 가므로 주의한다.

통증 해방 Tip

자전거가 걷기보다 더 관절에 친화적?!
일반적인 자전거는 윗몸을 곧게 유지하기 쉽고 머리 무게도 좌우 핸들로 지탱할 수 있다.
또한 허리도 안장으로 지탱해서 무릎에 가는 부담도 훨씬 줄어든다.

목/어깨 허리 무릎

일상 생활에서

산악자전거는 팔 사용법이 중요 포인트

산악자전거는 살짝 앞으로 기울어진 자세로 타지만 핸들이 무게를 지탱한다. 팔을 지지대처럼 사용하여 핸들을 밀듯 잡는 것이 중요 포인트이다.

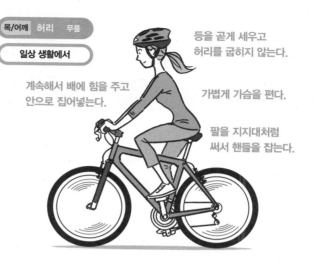

계속해서 배에 힘을 주고 안으로 집어넣는다.

등을 곧게 세우고 허리를 굽히지 않는다.

가볍게 가슴을 편다.

팔을 지지대처럼 써서 핸들을 잡는다.

이 동작은 주의!

로드 바이크는 허리에 큰 부담

로드 바이크 자전거는 평지를 단시간에 고속으로 달리기 위한 경기용 자전거이다. 허리에 피로가 쌓이지 않도록 주의하며 타도록 하자.

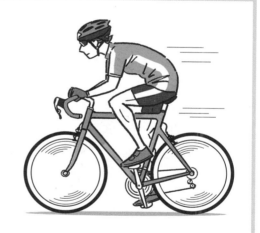

본격 건강기구 추천

어깨결림, 요통, 무릎 통증, 어떤 증상에도 강력하게 권장하는 추천 아이템은 집에 설치할 수 있는 '철봉'이다.

적극적으로 운동하고 싶을 때는 장소를 차지하지 않고 가격도 저렴한 '스테퍼'를 추천한다. 무릎에 통증이 있을 때 '가정용 실내 자전거'를 타면 안심하고 운동할 수 있다. 러닝머신은 크기가 너무 커서 사용하지 않을 때는 자리만 차지한다는 의견이 많다.

23 운전하기

신호대기 할 때 헤드레스트로 목 늘려주기

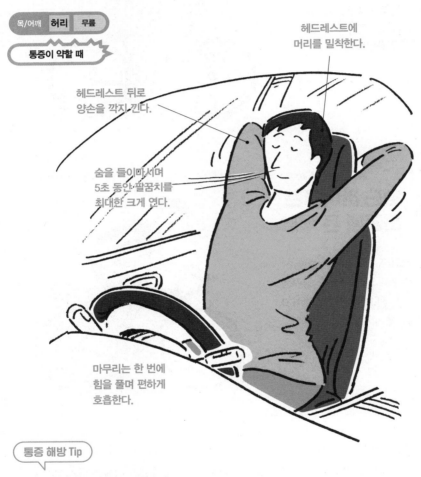

목/어깨 **허리** **무릎**

통증이 약할 때

헤드레스트에
머리를 밀착한다.

헤드레스트 뒤로
양손을 깍지 낀다.

숨을 들이마시며
5초 동안 팔꿈치를
최대한 크게 연다.

마무리는 한 번에
힘을 풀며 편하게
호흡한다.

통증 해방 Tip

효과 만점! 어깨 · 목 결림 이제 안녕!

잠시 차를 세우고 한두 번만 해도 어깨와 목이 개운해지는 동작이다. 피로가 쌓이기 전에 반복하면 어깨결림, 목 결림 예방 효과도 탁월한 스트레칭 방법이다.

손깍지를 끼기 어렵다면 헤드레스트를 잡기만 해도 OK. 양팔을 모두 올리는 것이 힘들다면 한 팔씩 번갈아가며 해도 좋다.

개운한 포인트를 찾아 스트레칭하기

좌우 양쪽 모두 스트레칭하는 것이 가장 좋지만, 신호대기 시간은 짧아서 한계가 있다. 좀 더 피로가 쌓인 부분, 즉 더 개운하게 느껴지는 포인트를 찾아 적극적으로 스트레칭한다.

통증 해방 Tip

머리 힘은 빼고 시선은 계속 앞을 향한다.

목/어깨   허리   **무릎**

통증이 약할 때

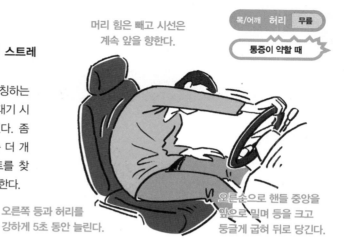

오른쪽 등과 허리를 강하게 5초 동안 늘린다.

오른손으로 핸들 중앙을 앞으로 밀며 등을 크고 둥글게 굽혀 뒤로 당긴다.

이 동작은 주의!

장시간 앉아있기는 금물

앉아있으면 피로가 쌓이지 않을 것 같지만 큰 착각이다. 오랜 시간 앉아있기보다 적당히 움직여줘야 몸도 지치지 않는다.

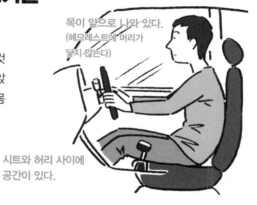

목이 앞으로 나와 있다. (헤드레스트에 머리가 닿지 않는다)

시트와 허리 사이에 공간이 있다.

택시 운전사의 수다 타임에 담긴 비밀

"왜 말없이 혼자 다니는 기사 중에 요통으로 그만두는 사람이 많은지 비밀을 알아냈어."

택시 운전사를 대상으로 한 '요통 개선 세미나'에서 들은 이야기이다.

운전사들은 차에서 내려서 서있는 자세가 허리의 피로를 덜어준다는 사실을 감각적으로 알고 있다. 이들이 차를 세워두고 동료와 밖에서 수다를 떠는 이유는 수다가 목적이 아니라 오랜 시간 앉아있어서 지친 허리를 풀어주는 것이다.

24 지하철 타기
스스로 할 수 있는 재활 스트레칭

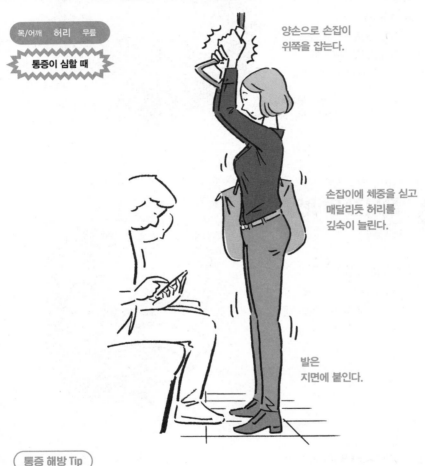

목/어깨 **허리** 무릎

통증이 심할 때

양손으로 손잡이
위쪽을 잡는다.

손잡이에 체중을 싣고
매달리듯 허리를
깊숙이 늘린다.

발은
지면에 붙인다.

통증 해방 Tip

손잡이를 활용하여 가볍게 스트레칭하기
몸의 무게를 이용하여 허리 주변과 고관절에 실린 압박을 풀어주는 느낌으로 스트레칭한다.
직접 스트레칭 강도를 조절할 수 있어서 추천하는 동작이다.
단번에 확 당기는 것이 아니라 조금씩 체중을 실어 근육을 늘려준다. 이 동작이 개운하게 느
껴진다면 가정용 철봉을 구매하는 것을 추천한다.

지하철이 흔들려도
든든한 자세

겨드랑이에 팔뚝을 붙이고 손잡이를 잡으면 몸이 안정되어 허리와 무릎의 부담이 줄어든다. 발끝이 앞을 보는 것보다 살짝 벌어지면 지하철이 흔들려도 넘어지지 않고 든든하게 서있을 수 있다.

목/어깨 허리 무릎

통증이 약할 때

계속 같은 자세를 유지하지 말고 다리를 앞뒤로 옮기는 등 동작에 변화를 준다.

겨드랑이에 팔뚝을 붙이고 손잡이를 당기듯 잡는다.

가능하면 배에도 힘을 주어 안으로 당긴다.

발끝을 벌리고 선다.

허리와 무릎을 지키는
근육 단련하기

다리를 앞으로 뻗는 것은 걸음마를 처음 시작할 때 동작과 똑같다. 몸통과 허벅지 앞쪽의 근육을 동시에 단련할 수 있어 허리와 무릎의 부담을 줄이는 데 효과적이다.

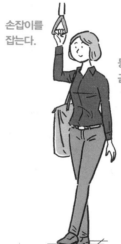

손잡이를 잡는다.

목/어깨 허리 무릎

일상 생활에서

등은 곧게 편다.

무릎 뒤를 늘리고 발을 살짝만 앞으로 올린다.

좌우 모두 진행한다.

배에 힘을 주고 안으로 집어넣는다.

지하철이 흔들리면 허리 건강도 흔들린다

허리 상태가 좋지 않을 때 지하철의 진동은 허리에 부담을 준다.
통증의 유무나 피로의 정도 등 그때그때 컨디션에 맞는 동작을 취하는 것이 좋다.
이 책에는 컨디션이 좋지 않을 때도 그에 맞춰 실행할 수 있는 동작이 다양하게 준비되어 있다. 항상 배에 힘을 주고 안으로 집어넣는 동작을 반복하는 것도 추천한다.

(통증 해방 Tip)

일어설 때 도와주는 우산

우산이 있으면 일어설 때 상당히 도움이 된다. 우산이 없는 상황에서 일어서기 어려울 때는 손을 뻗어 손잡이를 잡고 일어서는 것이 좋다.

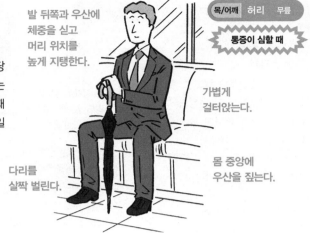

발 뒤쪽과 우산에 체중을 싣고 머리 위치를 높게 지탱한다.

목/어깨　허리　무릎

통증이 심할 때

가볍게 걸터앉는다.

몸 중앙에 우산을 짚는다.

다리를 살짝 벌린다.

(통증 해방 Tip)

뒷머리를 창문에 기대기

지하철에서 목이나 어깨가 뻐근할 때 머리를 뒤로 젖히고 창문이나 벽에 기대보자. 턱을 아래로 당기거나 위로 뻗어서 목을 움직여주면 목과 어깨, 허리까지 개운해진다.

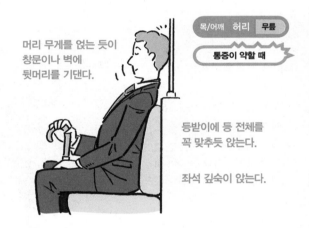

머리 무게를 얹는 듯이 창문이나 벽에 뒷머리를 기댄다.

목/어깨　허리　**무릎**

통증이 약할 때

등받이에 등 전체를 꼭 맞추듯 앉는다.

좌석 깊숙이 앉는다.

짐을 드는 방식에 따라 관절이 웃거나 울거나

과학기술정보통신부가 발표한 〈2023 스마트폰 과의존 실태조사 결과〉에 따르면 국민 23.1%가 '스마트폰 과의존 위험군'으로 나타났다.[*]

지하철에서 스마트폰을 사용하는 사람은 많지만, 올바른 자세로 사용하는 사람은 많지 않다. 스마트폰도 컴퓨터와 마찬가지로 팔을 앞으로 뻗어 사용하기 때문에 머리가 앞으로 나오고 목, 어깨 등이 피로해지기 쉽다.

당신의 목이나 어깨 결림의 원인은 어쩌면 스마트폰일지도 모른다.

[*] 한국 실정에 맞는 조사 결과로 대체.
　원문 : 일본 후생노동성에서 발표한 '컴퓨터 작업에 의한 피로 실태조사'에 의하면 약 80%가 신체적인 피로나 증상을 실감한다고 한다.

PART

5

통증 해방 도감
휴식
일상 동작

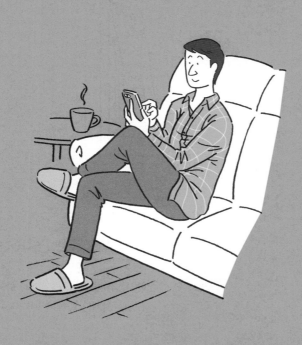

25 서서 스마트폰 하기

자연스럽게 벽에 옆으로 기대기

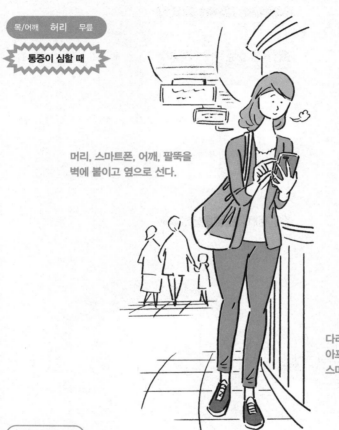

목/어깨   허리   무릎

통증이 심할 때

머리, 스마트폰, 어깨, 팔뚝을
벽에 붙이고 옆으로 선다.

다리의 무게 중심을
아프지 않은 쪽에 싣고
스마트폰을 사용한다.

통증 해방 Tip

벽에 기대면 편해지는 마법

스마트폰을 사용하면서 무거운 머리를 어떻게 지탱하면 좋을지 고민이 된다면 정답은 바로
벽에 기대기이다.

벽을 정면으로 바라보고 이마를 대고 있으면 수상한 사람처럼 보일 수 있다. 하지만 옆으로
기댄다면 자연스럽게 몸의 부담을 줄일 수 있다. 서 있는 자세는 나에게 편한 자세로 조정하
면서 통증을 느끼지 않는 자세를 만들어보자.

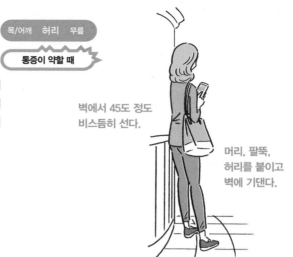

(통증 해방 Tip)

벽에 비스듬히 기대기

벽을 등지고 머리나 어깨를 기대는 것보다 비스듬히 서서 허리를 지탱하는 것이 더 부담이 적고 편하다.

목/어깨 허리 무릎

통증이 약할 때

벽에서 45도 정도 비스듬히 선다.

머리, 팔뚝, 허리를 붙이고 벽에 기댄다.

(통증 해방 Tip)

스마트폰 하면서 뱃살과 굿바이

스마트폰은 손목이 아니라 팔의 각도를 조정해야 팔과 어깨에 피로가 쌓이지 않는다.
이 자세에서 배에 힘을 주고 안으로 집어넣으면 통통한 뱃살과도 안녕할 수 있다.

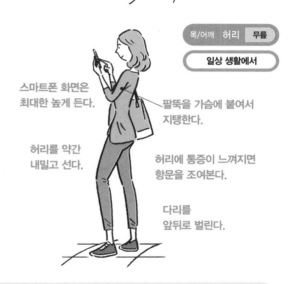

목/어깨 허리 **무릎**

일상 생활에서

스마트폰 화면은 최대한 높게 든다.

팔뚝을 가슴에 붙여서 지탱한다.

허리를 약간 내밀고 선다.

허리에 통증이 느껴지면 항문을 조여본다.

다리를 앞뒤로 벌린다.

통증의 원인은 바로 스마트폰

'목과 어깨가 결리지 않는 게 더 이상한데?'라는 생각이 들 정도로 좋지 않은 자세로 스마트폰을 사용하는 사람들이 자주 보인다. 대부분 무의식적으로 스마트폰을 사용하기 때문에 통증이 생겨도 원인을 파악하지 못하고 그래서 개선하기도 어렵다는 점에서 골치 아픈 현상이다.
결림이나 통증이 없을 때도 머리의 무게를 지탱한다는 의식을 가지고 스마트폰을 사용해보자. 몸도 마음도 점점 좋아지는 것을 실감할 수 있을 것이다.

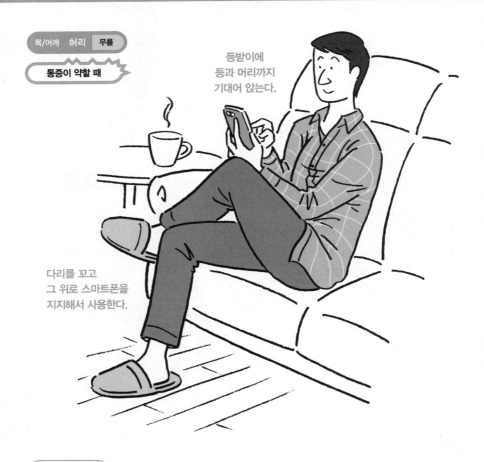

목/어깨 허리 **무릎**

통증이 약할 때

등받이에
등과 머리까지
기대어 앉는다.

다리를 꼬고
그 위로 스마트폰을
지지해서 사용한다.

통증 해방 Tip

스마트폰 사용 자세 재점검하기

다리를 꼬고 스탠드처럼 활용하여 스마트폰을 지탱하는 동작이다. 다리를 꼬기 어려울 때는
겨드랑이에 팔뚝을 붙이고 스마트폰을 사용한다.

등받이가 없는 의자는 아무래도 목과 어깨의 피로가 쌓이기 쉽기 때문에 종종 머리를 뒤로
젖히고 어깨를 힘껏 움츠렸다가 힘을 빼는 등 스트레칭을 해주는 것이 좋다.

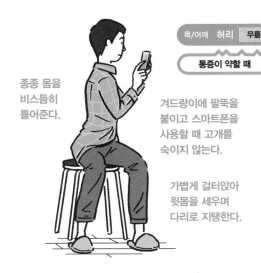

좌우로 개운하게 스트레칭

스마트폰을 든 좌우 위치를 바꾸기만 해도 몸에 부담을 줄일 수 있다. 발로 바닥을 누르며 머리 위치가 낮아지지 않도록 지탱한다.

종종 몸을 비스듬히 틀어준다.

목/어깨 허리 **무릎**

통증이 약할 때

겨드랑이에 팔뚝을 붙이고 스마트폰을 사용할 때 고개를 숙이지 않는다.

가볍게 걸터앉아 윗몸을 세우며 다리로 지탱한다.

목/어깨 허리 **무릎**

통증이 심할 때

닿는 면 늘리기, 머리의 위치, 그리고 턱 각도

테이블이나 의자의 높이에 따라 편안한 자세는 바뀐다. 몸이 아프고 결릴 때는 '닿는 면 늘리기', '머리 위치를 높게 세우기'를 늘 기본으로 생각하고 '턱 각도' 또한 조정해보자.

팔꿈치를 세워 몸을 지탱하면서 머리를 최대한 높이 세운다.

스마트폰 화면이나 턱의 각도를 때때로 움직여준다.

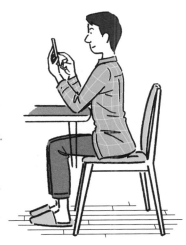

앉은 자세가 오히려 허리에 부담을 준다

서서 스마트폰을 사용하는 것보다 앉아서 사용하는 것이 사실은 허리에 더 부담을 준다.
최대한 등받이가 있는 의자와 닿는 면을 늘릴 수 있는 벽이나 테이블을 활용하자.
또 대부분 스마트폰을 사용하면서 오랜 시간 동안 같은 자세로 굳어있는 사람이 많은데
몸을 자주 움직이며 풀어주어야 한다는 것을 기억하자.
피로가 통증의 어머니라는 사실을 잊지말자.

27 누워서 스마트폰 하기

침대 가장자리와 중력을 이용해 목의 피로 풀기

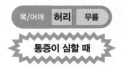

목/어깨 **허리** **무릎**

통증이 심할 때

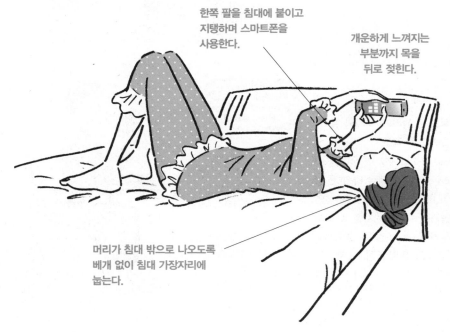

한쪽 팔을 침대에 붙이고
지탱하며 스마트폰을
사용한다.

개운하게 느껴지는
부분까지 목을
뒤로 젖힌다.

머리가 침대 밖으로 나오도록
베개 없이 침대 가장자리에
눕는다.

통증 해방 Tip

머리 무게를 이용한 마사지

이 동작은 어깨의 결림을 풀어줄뿐더러 목의 피로까지 해결할 수 있는 훌륭한 동작이다.
개운한 느낌이 들 때까지 먼저 목을 크게 뒤로 젖히고 통증이 점차 줄어들면 젖히는 각도를
얕게 조정한다. 목을 똑바로 하고 뒤로 젖히는 것이 기본 동작이지만 비스듬히 뒤로 젖히는
것도 좋다. 매일 반복하면 마사지를 받는 효과를 느낄 수 있다.

지친 팔이 불러온 어깨 결림

옆으로 누워 다리에 스마트폰을 기댄 상태로 사용한다. 팔을 들지만 않아도 팔의 피로에서 오는 어깨 결림을 줄이는 데에 효과적이다.

목/어깨 **허리** 무릎

통증이 약할 때

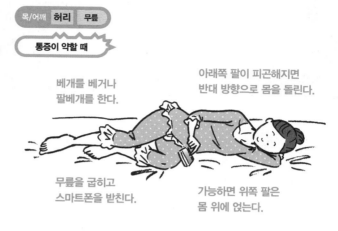

베개를 베거나 팔베개를 한다.

아래쪽 팔이 피곤해지면 반대 방향으로 몸을 돌린다.

무릎을 굽히고 스마트폰을 받친다.

가능하면 위쪽 팔은 몸 위에 얹는다.

옆으로 눕기 힘들면 위를 보고 눕기

계속해서 같은 자세를 유지하면 몸은 금방 피곤해진다. 특히 밤에 잠들기 어려운 사람은 자기 전에 스마트폰을 사용하는 자세를 의식적으로 바꿔보자.

무릎이나 허벅지에 스마트폰을 댄다.

목/어깨 **허리** 무릎

통증이 약할 때

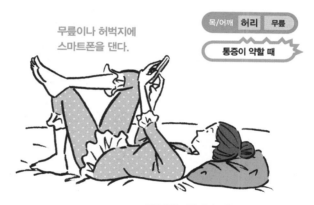

팔꿈치는 몸이나 이불에 대고 스마트폰을 사용한다.

뒹굴뒹굴하며 스마트폰 사용 시 주의 사항

누우면 무거운 머리를 지탱할 필요가 없어서 목, 어깨, 허리, 무릎에 가는 부담이 현저하게 줄어든다. 하지만 누워서 스마트폰을 사용할 때 팔이 계속 눌리는 등 스마트폰을 들고 있는 팔과 어깨 주변, 목에 피로가 쌓이게 된다.

누워있을 때도 닿는 면을 늘리는 것이 피로를 예방하는 데에 효과적이다. 중력의 영향을 받지 않는 자세이니만큼 피로를 해소하며 스마트폰을 사용하자.

28 화장실 가기

벽을 밀면서 앉고 일어서면 걱정 없다

목/어깨 · 허리 · 무릎

통증이 약할 때

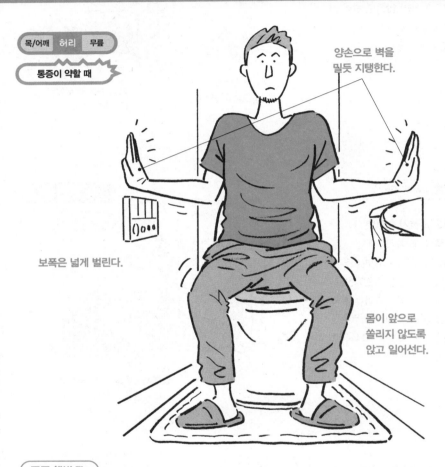

양손으로 벽을 밀듯 지탱한다.

보폭은 넓게 벌린다.

몸이 앞으로 쏠리지 않도록 앉고 일어선다.

통증 해방 Tip

손으로 잘 짚으면 통증 해방 가능

허리가 나른하거나, 조금씩 아프기 시작하면 귀찮더라도 미리 허리를 보호하는 동작을 연습하자. 손으로 벽을 잘 짚기만 해도 통증 없이 앉고 일어설 수 있다.

양쪽 벽에 손이 닿지 않는 상황이라면 손으로 허벅지나 변기를 짚고 최대한 수직 방향으로 앉고 일어선다.

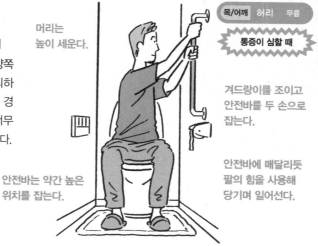

통증 해방 Tip

안전바는 높은 위치를 잡기

안전바를 사용하는 것이 양쪽 벽을 손으로 짚기보다 편리하다. 허리 통증이 너무 심할 경우 용변을 볼 때 속옷을 너무 아래로 내리지 않는 것이 좋다.

머리는 높이 세운다.

안전바는 약간 높은 위치를 잡는다.

목/어깨 허리 무릎

통증이 심할 때

겨드랑이를 조이고 안전바를 두 손으로 잡는다.

안전바에 매달리듯 팔의 힘을 사용해 당기며 일어선다.

통증 해방 Tip

화장실에서 무릎 단련하기

허벅지 근육은 무릎을 보호한다. 이 허벅지 근육을 단련하는 동작이다. 다리를 들어 올릴 때 허리나 무릎에 통증이 느껴진다면 대신 다리 떨기 동작을 추천한다. 연골을 재생시키는 효과를 인정받고 있는 동작이다.

목/어깨 허리 무릎

일상 생활에서

아픈 쪽의 무릎을 펴고 다리를 들어 올린다.

30초를 목표로 유지한다.

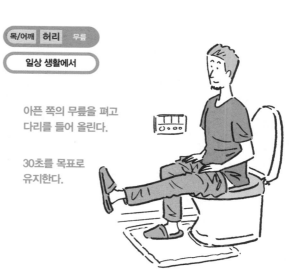

통증이 심할 때는 허리를 보호하는 동작을 찾자!

허리가 아플 때는 화장실에서 앉고 일어서는 동작이 상당히 힘들다.
통증을 느끼면 참지 말고 즉시 허리를 보호하는 동작을 찾아서 실행해야 한다.
허벅지나 의자 좌판을 짚고 일어서는 방법은 화장실에서뿐만 아니라 짚을만한 곳이 없을 때 언제든지 활용할 수 있으므로 기억해두면 좋다. 허리를 보호하는 동작들은 통증을 미리 예방하는 데에도 효과가 좋다.

29 누워서 TV 보기

뒹굴뒹굴할 때도 머리 지탱을 잊지 말자

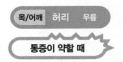

목/어깨 허리 무릎

통증이 약할 때

배에 힘을 주고 안으로
집어넣으며 TV를 본다.

팔꿈치를 세워서
머리를 지탱한다.

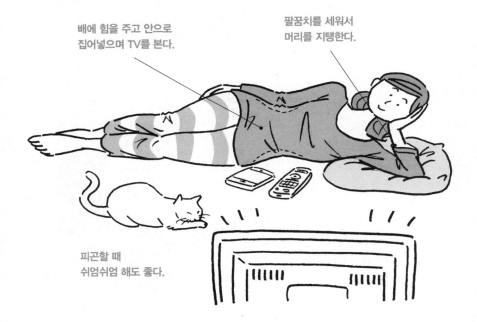

피곤할 때
쉬엄쉬엄 해도 좋다.

통증 해방 Tip

걸을 때 허리와 무릎이 아픈 사람은 주목!

걷고 있으면 허리나 무릎에 통증이 느껴지는 사람은 배를 안으로 집어넣는 코어 근육의 지구력을 단련해보자.

동작의 부담이 크지 않으니, 배에 힘을 크게 주고 오래 유지하기도 쉽다. 근육을 단련해서 허리 보호대처럼 허리 주변을 든든하게 받쳐줄 수 있게 되면 관절의 부담도 줄일 수 있다.

골칫덩이 아랫배 제거 방법

배를 안으로 집어넣는 힘이 약하면 허리가 휘기 쉬워서 부담을 크게 받을 수 있으니 주의하는 것이 좋다. 이 동작 후에 허리가 묵직해지면 동작을 중지한다.

목/어깨 허리 무릎

일상 생활에서

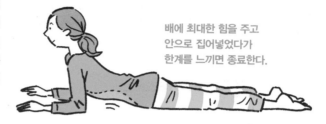

어깨나 팔에 힘이 들어가지 않게 해야 한다.

배에 최대한 힘을 주고 안으로 집어넣었다가 한계를 느끼면 종료한다.

아랫배를 바닥에서 띄운다는 느낌으로 배를 안으로 집어넣는다.

무거운 물건을 자주 드는 사람을 위한 동작

무거운 물건을 들 때에는 전신 근육을 사용하며 배에 힘을 꽉 주는 것이 중요하다. 강하게 배를 안으로 집어넣으면 복부 압력을 높이고 허리와 무릎을 보호하는 근력도 기를 수 있다.

목/어깨 허리 무릎

일상 생활에서

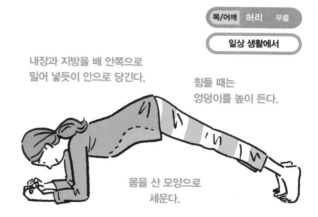

내장과 지방을 배 안쪽으로 밀어 넣듯이 안으로 당긴다.

힘들 때는 엉덩이를 높이 든다.

몸을 산 모양으로 세운다.

배를 '안으로 집어넣는 것'과 '힘을 주는 것'의 차이

배를 '안으로 집어넣는 것'과 '힘을 주는 것'은 근육을 사용하는 방법이 다르다.
예를 들어 역도 선수는 역기를 들어 올리는 순간 배를 '안으로 집어넣는 것'이 아니라, 배를 앞으로 밀어내듯 '힘을 주는 것'이다.
덧붙이자면 배를 밀어내는 힘을 내기 위해서는 배를 안으로 집어넣는 힘을 길러야 한다.

30 앉아서 TV 보기

가벼운 킥 동작으로 평생 튼튼한 다리 만들기

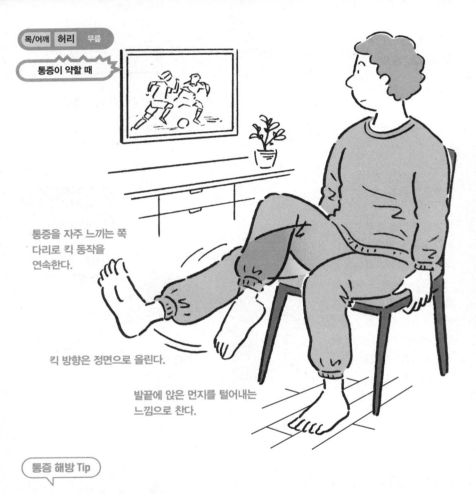

목/어깨 **허리** 무릎

통증이 약할 때

통증을 자주 느끼는 쪽
다리로 킥 동작을
연속한다.

킥 방향은 정면으로 올린다.

발끝에 앉은 먼지를 털어내는
느낌으로 찬다.

통증 해방 Tip

관절을 괴롭히던 스트레스 퇴치!
요추에 압박을 받으면 추간판 등이 변형된다. 무릎 관절은 늘 체중이라는 압박을 받고 있어서
이를 풀어주는 느낌으로 동작을 연습하면 좋다.
TV를 보면서 너무 지치지 않을 정도로 매일 꾸준히 반복해보자.
단, 동작을 수행하며 조금이라도 통증이 느껴진다면 즉시 중단한다.

주물렀을 때 시원하면 몸이 좋아한다는 증거

무릎 통증에 좋은 운동 치료 요법은 허벅지 근육을 단련하는 것이다. 하지만 이미 피로가 많이 쌓여있을 때는 무리하게 단련하기보다 관절 주위의 근육을 관리해주는 것을 우선시 하자.

목/어깨 **허리** 무릎

통증이 심할 때

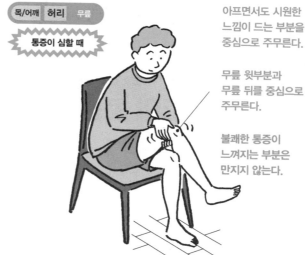

아프면서도 시원한 느낌이 드는 부분을 중심으로 주무른다.

무릎 윗부분과 무릎 뒤를 중심으로 주무른다.

불쾌한 통증이 느껴지는 부분은 만지지 않는다.

건강을 부르는 다리 떨기

다리 떨기는 겉보기에 좋지 않은 모습이지만 실은 손상된 조직을 재생시키기에 효과적인 동작이다. 차 안에서 등 움직임이 제한된 곳에서도 할 수 있다.

목/어깨 **허리** 무릎

통증이 심할 때

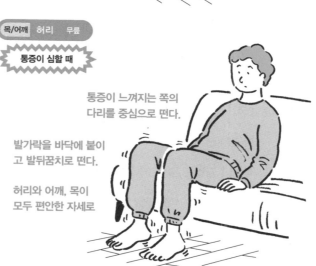

통증이 느껴지는 쪽의 다리를 중심으로 떤다.

발가락을 바닥에 붙이고 발뒤꿈치로 떤다.

허리와 어깨, 목이 모두 편안한 자세로

통증을 참으면 병난다

무릎이 아프면 움직이는 것 자체가 겁이 나는 것도 당연하다.
하지만 몸을 움직이지 않은 채 늘어져 있으면 몸을 움직이는 근육이 약해진다.
그럼 어떻게 하면 좋을까. 정답은 바로 '통증이 생기지 않는 일상 동작'을 하며 움직이는 것이다. 허리를 보호하는 동작을 통해 허리가 건강해지면 결과적으로 무릎에 가는 부담도 줄어든다. 통증을 참으면서 억지로 움직이는 것이 가장 피해야 할 행동이다.

일상 동작은
최고의 운동 치료 요법

내가 정형외과에서 운동 치료에 종사했을 때의 이야기이다.

"걷기 행사에 참여했다가 무릎 통증이 생겼다", "요통 체조를 했더니 허리 통증이 악화됐다" 등 좋다고 해서 시도해 본 운동 때문에 오히려 통증이 생겨 내원하는 분들이 있었다.

평소 아무리 훈련을 받는 운동선수라고 해도 특정 부위에 과도한 부담이 가해지면 통증이 생긴다. '운동을 하면 몸에 좋다'는 공식을 너무 맹신하지 않도록 조심하는 것이 좋다.

몸 상태는 사람에 따라 다르므로 모든 사람에게 무조건 효과가 좋은 동작이나 방법은 없다. 똑같은 동작이어도 A 씨에게는 효과가 있고 B 씨에게는 오히려 역효과일 경우도 있다.

힘들게 운동했는데 통증이 생겨 고생하지 않기 위해서는, 통증을 느낀 순간에 즉시 그 행동을 중지하는 것이 좋다. 그리고 내 몸에서 생리적으로 말해주는 '개운한 느낌', '시원한 느낌'을 주는 동작을 실행한다. 그것이 하루라도 빨리 통증에서 해방되는 가장 좋은 운동 치료 요법이다.

PART

6

통증 해방 도감

취침과 기상

일상 동작

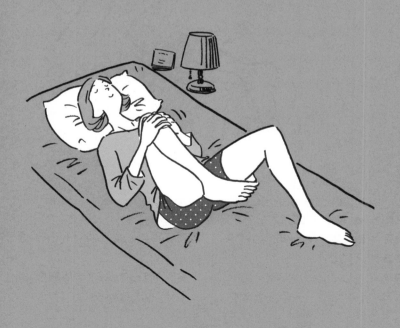

목/어깨 허리 무릎

통증이 약할 때

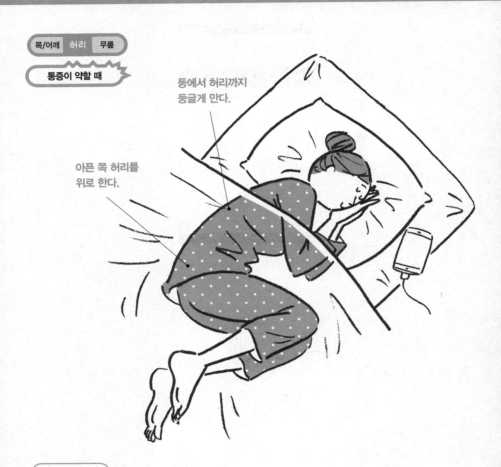

등에서 허리까지
둥글게 만다.

아픈 쪽 허리를
위로 한다.

통증 해방 Tip

옆으로 눕기는 통증 탐지법

옆으로 누웠을 때 통증이 심한 쪽이 아래를 향하게 되면 아픈 쪽에 체중이 가해져 통증이 증가하고 불쾌한 압박감이 느껴진다.

지금 통증을 느끼는 곳이 오른쪽인지, 왼쪽인지, 혹은 전체인지 스스로 자각하면 최대한 그에 맞는 통증을 줄이는 자세나 동작을 취할 수 있어 회복을 앞당길 수 있다.

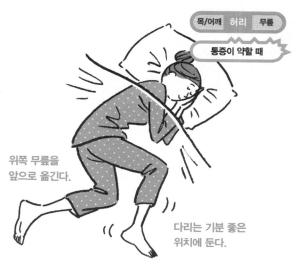

통증 해방 Tip

**다리를 옮기면서
편안한 위치 찾기**

천장을 향한 다리의 무릎 위치나
펴는 정도를 바꾸면 허리를 뻗는
방식도 달라진다. 천천히 움직이
면서 '여기가 가장 기분이 좋아'라
고 느끼는 위치를 찾아보자.

목/어깨 허리 무릎

통증이 약할 때

위쪽 무릎을
앞으로 옮긴다.

다리는 기분 좋은
위치에 둔다.

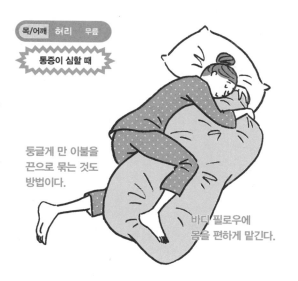

통증 해방 Tip

**허리 통증이 심할 때는
바디 필로우 껴안기**

푹신한 바디 필로우를 껴안고 몸
을 맡기듯 누우면 닿는 면이 단번
에 늘어나서 금방 편안함을 느낄
수 있다. 이불을 말아서 활용하는
방법도 있다.

목/어깨 허리 무릎

통증이 심할 때

둥글게 만 이불을
끈으로 묶는 것도
방법이다.

바디 필로우에
몸을 편하게 맡긴다.

푹신한 바디 필로우는 나의 숙면 친구

비즈 쿠션은 한번 누우면 일어나기 힘들 정도로 푹신하고 편안해서 '이러다 사람을 망친
다'라는 홍보문구로 일본에서 큰 인기를 얻기도 했다. 미세 비즈가 딱 맞게 몸을 감싸주
니 기분이 좋을 수밖에 없을 것이다. 비즈 쿠션이 없더라도 집에 있는 이불을 둥글게 말
아 껴안고 자면 편하다.

목/어깨　허리　무릎

통증이 약할 때

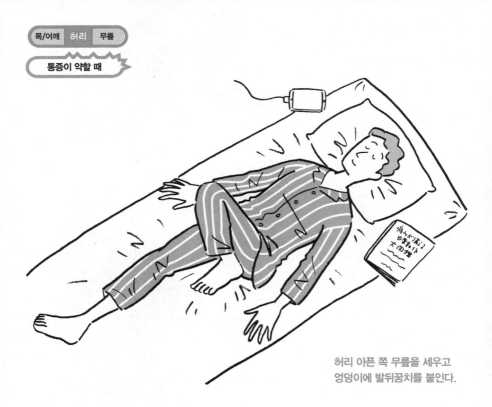

허리 아픈 쪽 무릎을 세우고
엉덩이에 발뒤꿈치를 붙인다.

통증 해방 Tip

엉덩이에 발뒤꿈치를 붙이면 허리가 편안
무릎을 세우고 엉덩이에 발뒤꿈치를 대면 허리 근처에 닿는 면이 늘어나서 허리가 더 편해진
다. 무릎을 양쪽 모두 세우거나 다리를 살짝 벌려도 좋고, 좌우 다리를 번갈아 바꾸는 등 똑바
로 누운 자세에서도 자신에게 맞는 편한 다양한 자세를 찾아가면 통증도 줄어들고 빨리 잠에
들 수 있다.

(통증 해방 Tip)

**무릎 아래에 베개 끼고
숙면하기**

정형외과에 갔을 때 침대에
누우면 무릎 아래에 딱딱한
삼각 쿠션을 끼워서 굉장히
편안했던 기억이 난다. 허리
만이 아니라 무릎이 아플 때
도 시도해보자.

목/어깨 허리 무릎

통증이 심할 때

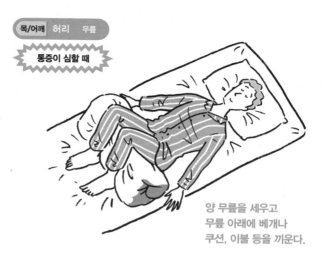

양 무릎을 세우고
무릎 아래에 베개나
쿠션, 이불 등을 끼운다.

(통증 해방 Tip)

**고관절을 다리 무게로
개운하게 풀기**

무릎을 굽히는 정도를 바꾸
거나 발바닥을 옮겨보는 등
어렵게 생각하지 말고 개운
한 위치를 찾아보자.

목/어깨 허리 무릎

통증이 약할 때

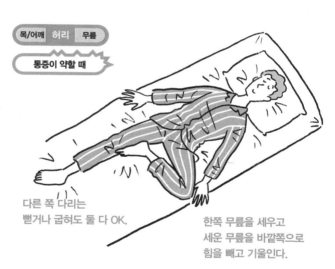

다른 쪽 다리는
뻗거나 굽혀도 둘 다 OK.

한쪽 무릎을 세우고
세운 무릎을 바깥쪽으로
힘을 빼고 기울인다.

내가 나의 물리 치료사 되기

무릎을 굽히고 자면 두 다리를 쭉 뻗고 자는 것보다 허리의 긴장이 풀려서 더 편하다. 발
밑에 두꺼운 이불을 끼고 다리를 약간 높게 두고 자는 방법도 있다.

허리에 통증이 있을 때는 골반 주변 근육에 피로가 쌓여있을 가능성이 높다. 물리 치료사
가 몸을 여러 각도로 늘리고 풀어주는 것처럼, 내 몸이 개운하다고 생각하는 위치를 찾아
서 풀어주자. '개운한' 동작이란 통증을 빨리 낫게 해주는 동작이다.

33 엎드려 자기

개구리 자세로 편하게 잠들기

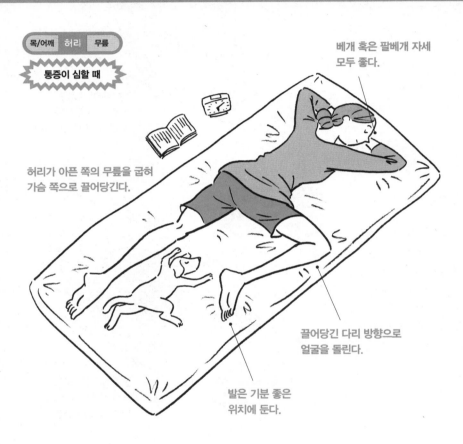

목/어깨 [허리] [무릎]

통증이 심할 때

베개 혹은 팔베개 자세 모두 좋다.

허리가 아픈 쪽의 무릎을 굽혀 가슴 쪽으로 끌어당긴다.

끌어당긴 다리 방향으로 얼굴을 돌린다.

발은 기분 좋은 위치에 둔다.

통증 해방 Tip

통증이 사라지는 개구리 자세

양쪽 다리 중 어느쪽 다리가 더 개운한지 비교해보자. 끌어당긴 다리와 같은 쪽 허리가 풀리는 자세이므로 오른쪽 다리가 더 개운했다면 오른쪽 허리에 통증이 있다고 볼 수 있다. 다리를 당기는 정도에 따라 편안함도 달라진다. 동작을 실행하다 편안해지면 잠을 청해보자.

**허리가 묵직해서
잠이 오지 않을 때**

정형외과에서 시행하는 '견
인 치료'의 간단 버전이다.
허리가 아플 때나 묵직할 때
는 자기 전에 이 동작을 해
주면 허리가 가벼워진다.

목/어깨　허리　무릎

통증이 약할 때

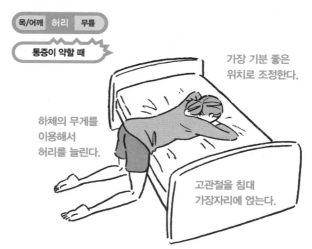

가장 기분 좋은
위치로 조정한다.

하체의 무게를
이용해서
허리를 늘린다.

고관절을 침대
가장자리에 얹는다.

**엎드려 누워서
발뒤꿈치 붙이기**

엎드려 누우면 양쪽 다리를
똑바로 펴는 것보다 무릎을
구부려 발뒤꿈치를 붙인 상
태가 더 편안하게 느껴질 것
이다.

목/어깨　허리　무릎

통증이 약할 때

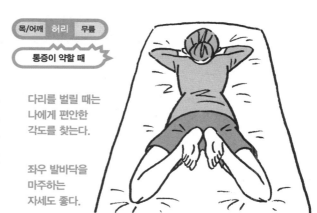

다리를 벌릴 때는
나에게 편안한
각도를 찾는다.

좌우 발바닥을
마주하는
자세도 좋다.

다리를 벌리고 무릎을 굽히고
발뒤꿈치를 붙인다.

건강을 유지하는 취침 방법

내가 요통 체조를 해도 좀처럼 허리가 나아지지 않았던 시기에 시행착오를 거쳐 알아낸
취침 방법들을 소개한다. 허리에 통증을 느낄 때만이 아니라 피로가 쌓였을 때도 시도해
보면 좋다.
엎드려서 할 수 있는 동작을 몇 가지 알아두면 자기 전 뒤척이는 시간도 줄어들 것이다.
하루 동안 열심히 일해준 허리의 피로를 다음 날로 미루지 않고 풀어주는 것이 중요하다.

34 골반 교정하기

양쪽 무릎을 세웠다가 옆으로 내리면서 골반 풀어주기

목/어깨 허리 무릎

통증이 심할 때

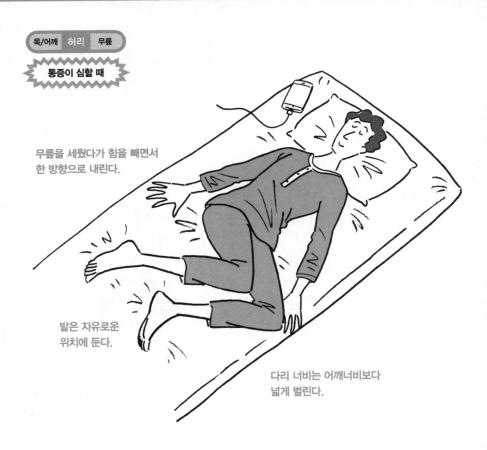

무릎을 세웠다가 힘을 빼면서
한 방향으로 내린다.

발은 자유로운
위치에 둔다.

다리 너비는 어깨너비보다
넓게 벌린다.

통증 해방 Tip

힘을 빼고 편안히 치유하기

무릎을 세웠다가 힘을 빼고 내리는 스트레칭 동작이다.

힘을 빼고 동작을 진행해보자. 다리 너비에 따라 허리가 늘어나는 방법도 달라지고 개운함도
달라진다. 동작을 좌우 양쪽 모두 해보고 개운하게 느껴지는 쪽을 중심으로 천천히 편다.

자기 전 누워서 이 동작을 하면 편하게 숙면할 수 있을 것이다.

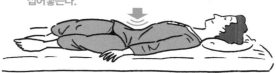

(통증 해방 Tip)

내 근육을
허리 보호대로 만들기

아무리 노력해도 배를 안으로 집어넣기 힘들다면 숨을 크게 내쉬면서 동작을 해보자. 배를 강하게 집어넣었을 때 허리에 영향이 간다면 아프지 않은 지점까지만 집어넣는다.

똑바로 누워 양 무릎을 옆으로 내린 상태에서 배를 안으로 집어넣는다.

숨을 멈추지 말고 여러 차례 반복한다.

다리 너비는 자유롭게 벌린다. 좌우 모두 실행한다.

(통증 해방 Tip)

목 결림, 어깨 결림 해결하기

목 결림을 중점적으로 개선하고 싶은 경우에는 목만 내려도 된다. 너무 오래 해서 머리에 피가 쏠리지 않도록 주의하자.

무릎을 좌우로 번갈아 내리면 허리도 펴진다.

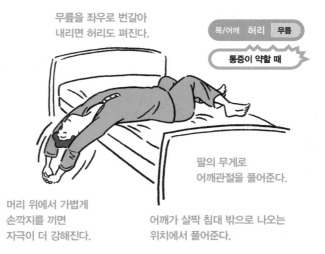

머리 위에서 가볍게 손깍지를 끼면 자극이 더 강해진다.

팔의 무게로 어깨관절을 풀어준다.

어깨가 살짝 침대 밖으로 나오는 위치에서 풀어준다.

근육이 뭉치면 골반이 뒤틀린다

골반 주위 근육이 좌우 균형이 맞지 않은 상태로 딱딱하게 굳어서 만성이 되면, 골반이 뒤틀리거나 통증이 생기거나 하는 원인이 된다.

지금 바로 해보길 추천하는 동작은 무릎을 옆으로 내린 상태에서 허리 주변을 늘려주는 동작이다. 좌우를 균일하게 실시하는 것이 아니라 개운한 느낌이 드는 쪽을 더 정성껏 풀어주자. 뭉친 부분이 풀리면 균형도 잡힌다.

35 꼬리뼈 교정하기
좌우 차이를 인지하고 허리 주변 경직된 근육 풀기

목/어깨 허리 무릎

통증이 심할 때
10~30초

한쪽 다리를 세우고
반대쪽 다리를 당겨
손으로 감싸안는다.

세운 다리를 펴면
자극이 강해진다.

무릎을 가슴 쪽으로
당겨 안는다.
개운한 지점에서
유지한다.

반동을 사용하지 않고
천천히 당긴다.

통증 해방 Tip

양쪽 다리 중 더 개운한 쪽에 집중하기
엉덩이에서 허리를 늘려주는 스트레칭 동작이다. 통증이나 묵직함이 느껴진다는 것은 허리 주변이 딱딱하게 굳어있다는 뜻이다. 양쪽 다리 모두 시행해보고 더 개운한 쪽에 집중해서 스트레칭한다. 개운함이 아니라 통증을 느낄 시 참는다고 나아지지 않는다. 그럴 때는 다른 동작을 시행한다.

(통증 해방 Tip)

허리에서 엉덩이까지 늘리기
통증이 심하지 않다면 주변
사람에게 다리 위에 살짝 앉
아달라고 부탁해보자. 체중
을 실어서 눌러주면 상당히
개운하다.

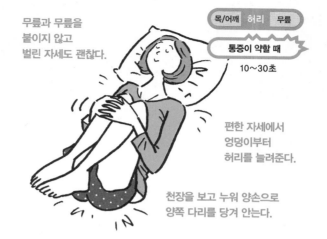

목/어깨 허리 **무릎**

통증이 약할 때

10~30초

무릎과 무릎을
붙이지 않고
벌린 자세도 괜찮다.

편한 자세에서
엉덩이부터
허리를 늘려준다.

천장을 보고 누워 양손으로
양쪽 다리를 당겨 안는다.

(통증 해방 Tip)

무릎 꿇기가 불편하지
않다면 추천!
어깨 결림에도 도움이 되는
동작이다. 허리와 어깨 중에
개운함이 느껴지는 쪽에 의
식을 집중시키는 것이 좋다.

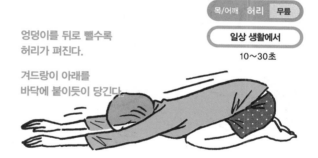

목/어깨 허리 **무릎**

일상 생활에서

10~30초

엉덩이를 뒤로 뺄수록
허리가 펴진다.

겨드랑이 아래를
바닥에 붙이듯이 당긴다.

무릎을 꿇고 앉아 몸을
앞으로 숙여 양손과
이마를 바닥에 댄다.

엉덩이를 뒤로 빼고
개운한 지점에서 유지한다.

허리가 아플 때는 강하게 늘리지 않기
스트레칭은 목적에 따라 효과적으로 스트레칭하는 방법이 다르다.
허리가 아플 때 강하게 늘리거나 당기는 것은 오히려 증상을 악화시키는 역효과를 일으
킬 수 있다. 얼른 낫고 싶은 마음에 통증을 참고 무리하게 스트레칭하는 것은 피하자.
무리하지 않고 개운하게 동작하는 것에 집중한다면 조금씩 나아질 것이다.
어떤 동작을 하든, 내 몸의 목소리를 무시하지 말자.

36 엉덩이 조이기

항문을 조여서 허리 통증을 완화하기

목/어깨 **허리** 무릎

통증이 심할 때

10초

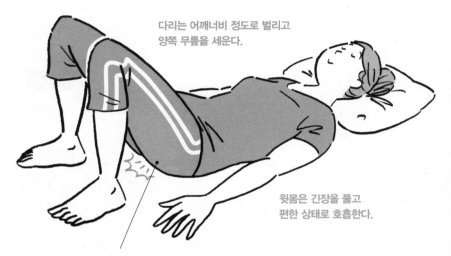

다리는 어깨너비 정도로 벌리고
양쪽 무릎을 세운다.

윗몸은 긴장을 풀고
편한 상태로 호흡한다.

5초 동안 항문을 조이고,
5초 동안 힘을 빼면서
원래대로 돌아온다.

(통증 해방 Tip)

엉덩이를 조이며 허리 관절 바로잡기

통증을 빨리 잡을 수 있는 스트레칭 동작이다. 스트레스가 쌓인 허리 하부 관절을 바로잡을
수 있다. 통증이 심할 경우 엉덩이가 살짝 뜨기 전까지 항문이 아닌 엉덩이만 조이기만 해도
좋다.

엉덩이를 조이는 순간에 통증이 강해졌다면 즉시 중지한다.

허리 뒤쪽으로 바닥을 누르기

일단은 숨을 내쉬며 배를 안으로 집어넣는다. 요령이 생기면 호흡에 의존하지 않고 배를 안으로 집어넣는다. 익숙해지면 허리에서 손을 떼고 실시한다.

허리로 손을 누른다.

배를 천천히 최대한 크게 집어넣는다.

손을 허리 뒤에 넣는다.

**허리둘레를 잡아주는
근육 기르기**

목적은 엉덩이를 높이 들어올리는 것이 아니라 엉덩이와 배의 근육을 동시에 조이며 허리둘레를 잡아주는 것이다.
허리둘레를 강화하면 무릎에 가는 부담도 줄어든다.

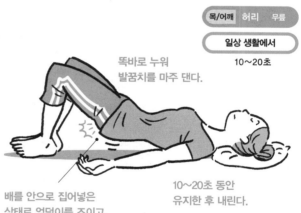

똑바로 누워
발꿈치를 마주 댄다.

배를 안으로 집어넣은
상태로 엉덩이를 조이고
들어 올린다.

10~20초 동안
유지한 후 내린다.

엉덩이를 조이면 허리 통증이 사라진다고?

이번 동작은 '골반 경사 체조'라는 요통 체조를 조금 더 쉽게 정리하여 소개했다.
엉덩이를 조이면 허리의 상태를 스스로 바로잡을 수 있다. 배를 안으로 집어넣을 때 허리에 통증을 느끼다가도 그때 엉덩이를 조이면 통증이 사라지는 경우가 있다.
그 밖에도 허리에 피로가 쌓였을 때 등 다양한 상황에서 시도해보자.

37 허리 흔들기
몸이 굳지 않도록 종종 흔들어주기

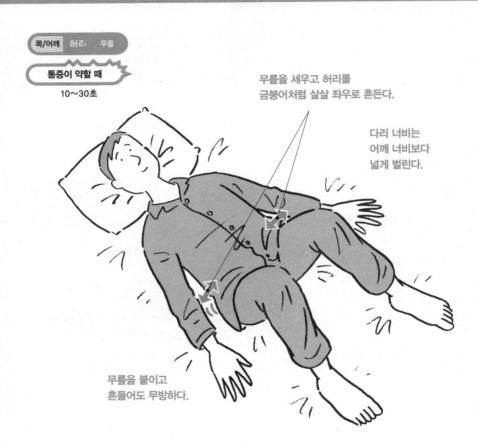

목/어깨   허리   무릎

통증이 약할 때
10~30초

무릎을 세우고 허리를
금붕어처럼 살살 좌우로 흔든다.

다리 너비는
어깨 너비보다
넓게 벌린다.

무릎을 붙이고
흔들어도 무방하다.

통증 해방 Tip

초보자용 간단 동작 허리 흔들기
허리를 흔드는 동작은 혈액순환을 촉진하고 골반 주변의 근육을 이완시켜 관절을 바로 잡는
데 도움이 된다. 특히 골반 주위의 이너머슬(심층부에 있는 근육)의 피로를 풀어주는 것은 허
리만이 아니라 무릎에 가는 부담까지 줄여줄 수 있다.
가장 개운한 부분을 찾아 흔들어보자.

통증 해방 Tip

허리가 아파도 개운한 자세

허리가 아파도 엎드려서 하는 동작은 개운하다고 하는 사람이 있다. 베개를 가슴 아래에 두고 시행해도 좋다. 베개를 사용해도, 사용하지 않아도 상관없으니 둘 다 시도해보자.

목/어깨 **허리** 무릎

통증이 약할 때

10~30초

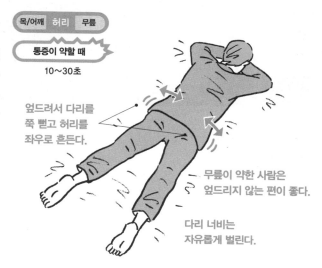

엎드려서 다리를 쭉 뻗고 허리를 좌우로 흔든다.

무릎이 약한 사람은 엎드리지 않는 편이 좋다.

다리 너비는 자유롭게 벌린다.

통증 해방 Tip

허리에 금방 피로가 쌓이는 사람에게 강력 추천

자기 전에 실시하면 일어났을 때 허리가 가볍고, 일어났을 때 실시하면 잠에서 개운하게 깰 수 있다. 허리에 금방 피로가 쌓이는 사람은 이 동작을 꼭 일상 습관으로 만들어보길 바란다.

목/어깨 **허리** 무릎

통증이 약할 때

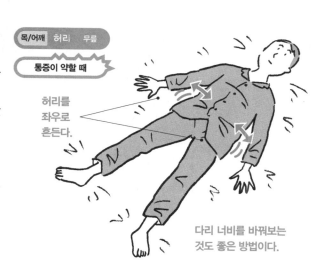

허리를 좌우로 흔든다.

다리 너비를 바꿔보는 것도 좋은 방법이다.

간단한 동작으로 운동의 효과를!

'몸 흔들기'는 운동이라는 느낌이 들지 않는다. 하지만 기혈을 순환시킨다는 점에서 본질적으로 운동과 같은 효과가 있다. 매일은 아니더라도 나는 허리 흔들기를 30년 넘게 지속하고 있다. 이 동작은 허리를 풀어줄뿐더러 컨디션도 좋게 만들어준다. 대단한 체력이나 수고가 필요 없다는 점에서 효율적이다.

38 뒤척이기

허리나 엉덩이를 손으로 받치고 편하게 몸을 움직이자

목/어깨 | 허리 | 무릎

통증이 심할 때

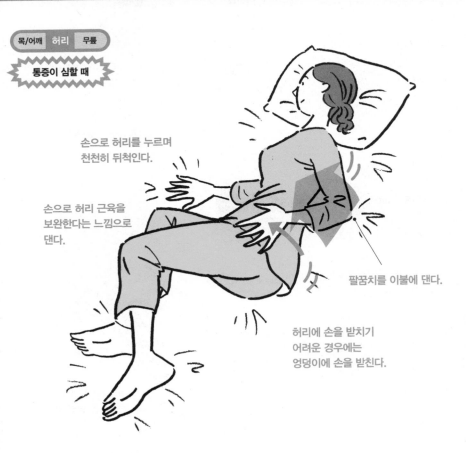

손으로 허리를 누르며
천천히 뒤척인다.

손으로 허리 근육을
보완한다는 느낌으로
댄다.

팔꿈치를 이불에 댄다.

허리에 손을 받치기
어려운 경우에는
엉덩이에 손을 받친다.

통증 해방 Tip

손바닥으로 허리 받치기

허리가 아플 때 뒤척이기는 정말 괴롭다. 심한 통증에 이불 위에서 움직이기도 힘든 경우에는
손으로 허리나 엉덩이를 받치면서 몸을 옮기듯 움직이면 훨씬 편하다.

이불 위에서 뒤척이거나 이동하는 경우 손으로 이불을 짚고 밀어내는 동작을 통해 좀 더 수
월하게 움직일 수 있다.

통증 해방 Tip

손으로 몸을 굴리는 느낌

왼쪽 허리가 아플 때는 똑바
로 누운 상태에서 왼쪽이 위
로 오도록 뒤척인다. 이 경
우 왼쪽 팔로 이불을 밀어
오른쪽으로 몸을 굴린다.

먼저 팔꿈치로
이불을 누르고 나서
손바닥으로 이불을 누른다.

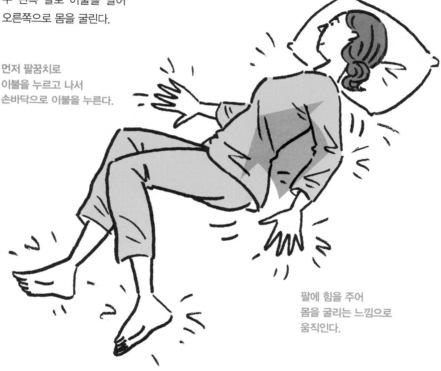

팔에 힘을 주어
몸을 굴리는 느낌으로
움직인다.

아무리 쉬어도 사라지지 않는 피로의 비밀

하루 종일 잤는데도 오히려 나른해진 경험이 있지 않은가?
사실 피로는 '너무 많이 움직여서' 그리고 '너무 움직이지 않아서' 생기는 두 가지 종류가
있다. 바쁘게 움직여서 생긴 피로는 휴식을 취하면 사라진다. 하지만 너무 움직이지 않아
서 생긴 피로는 혈액순환 불량의 원인이 되고 오히려 몸이 더욱 나른해진다. 눈을 떴을
때 피곤하다면 간밤에 뒤척이거나 움직이기 어렵지는 않았는지 이유를 찾아보자.

39 일어나기

팔굽혀펴기하듯 겨드랑이를 조이며 몸을 일으킨다

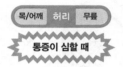

통증이 심할 때

머리는 최대한 끝까지
이불에 대고 있는다.

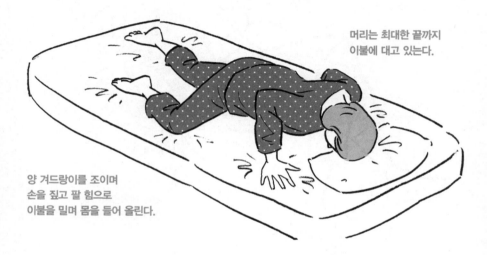

양 겨드랑이를 조이며
손을 짚고 팔 힘으로
이불을 밀며 몸을 들어 올린다.

통증 해방 Tip

일어나기 쉬워지는 마법

허리가 아플 때 이불에서 몸을 일으키는 것은 정말 힘들다. 팔과 가슴 근력이 강한 사람이라
면 천천히 보다는 단번에 일어나는 것이 더 편할 것이다. 하지만 완력이 강하지 않은 사람은
양 겨드랑이를 단단히 조이고 일어나보자. 팔굽혀펴기하듯 가슴과 팔의 힘으로 몸을 들어 올
린다.

118

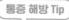

통증 해방 Tip

목/어깨　허리　무릎

통증이 약할 때

허리 부담을 줄이며 일어나기

눈을 떴을 때 허리가 무겁다는
느낌이 들면 우선 팔꿈치로 체
중을 지탱하고 그다음 손으로
밀며 천천히 일어나는 것이 좋
다.

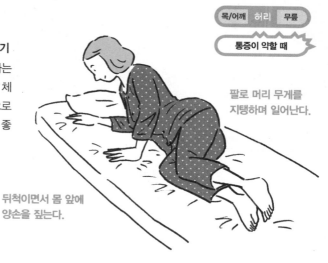

팔로 머리 무게를
지탱하며 일어난다.

뒤척이면서 몸 앞에
양손을 짚는다.

벌떡 일어나면
허리도 깜짝

자는 동안에는 움직임도 적고
혈액순환이 다소 정체된 상태이
다. 반듯하게 누워있다가 갑자
기 일어나면 허리가 삐끗할 정
도로 큰 부담이 가고 통증의 원
인이 된다.

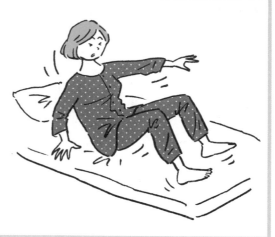

피로가 쌓였다면 일어날 때 특히 더 조심하자

사람의 몸은 긴장하거나 피곤하면 딱딱하게 굳는다.

그러니 평소보다 정신적 · 육체적으로 스트레스가 쌓였을 때는 특히 더 주의하자. 피로가
쌓였을 때는 허리가 비명을 지르지 않도록 조심해야 한다.

몸이 나른다고 무겁다는 느낌이 들면 114쪽에 '허리 흔들기'를 참고하면 좋다. 단, 몇 초
만에 개운해질 수 있다.

목/어깨 허리 무릎

통증이 약할 때

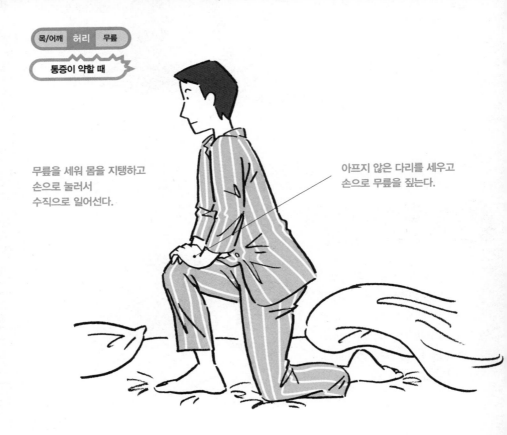

무릎을 세워 몸을 지탱하고
손으로 눌러서
수직으로 일어선다.

아프지 않은 다리를 세우고
손으로 무릎을 짚는다.

통증 해방 Tip

꼭 기억해야 할 일어서기의 기본

우선 한 쪽 무릎을 세워 지탱하고 그 위에 손을 짚어 일어선다. 이 동작은 이불에서 일어설
때만이 아니라 바닥에 앉아있던 상태에서 일어설 때도 도움이 된다.

단, 무릎이 약한 경우는 가능한 테이블 등에 손을 짚고 일어나도록 한다.

통증이 심할 때는 엎드려서 이동하기

통증이 매우 심한데, 근처에 짚을만한 곳이 없는 경우에는 엎드려서 짚고 일어설만한 환경까지 이동한 후에 일어서는 것을 강력하게 추천한다.

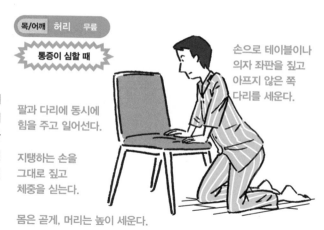

목/어깨 허리 무릎

통증이 심할 때

팔과 다리에 동시에 힘을 주고 일어선다.

지탱하는 손을 그대로 짚고 체중을 싣는다.

몸은 곧게, 머리는 높이 세운다.

손으로 테이블이나 의자 좌판을 짚고 아프지 않은 쪽 다리를 세운다.

목표는 평생 튼튼한 다리와 허리

허리를 끝까지 내리지 않는 얕은 스콰트를 수십 번씩 하는 것보다 깊게 쪼그리고 앉았다가 서는 동작을 하루에 한 번 하는 것이 생활에 도움이 되는 근육을 단련할 수 있다.

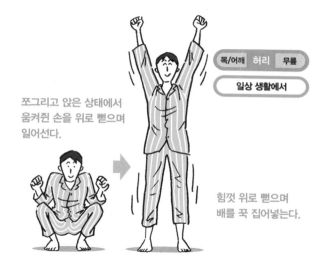

쪼그리고 앉은 상태에서 움켜쥔 손을 위로 뻗으며 일어선다.

목/어깨 허리 무릎

일상 생활에서

힘껏 위로 뻗으며 배를 꾹 집어넣는다.

주변의 도움을 받아 극복하자

허리에 심한 통증이 있을 때 혼자 힘으로 일어서는 것은 무리이다.
애를 쓰면 쓸수록 허리를 더 손상해 회복이 늦어지게 된다. 주변의 도움을 받아 허리를 보호하고 힘든 시기를 단축하자.
허리의 부담을 생각한다면 이불보다 침대가 허리에 더 편하다. 침대로 바꾸기 어려운 경우 이불 옆에 의자나 테이블을 두는 것이 좋다.

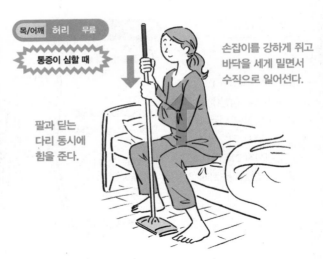

통증 해방 Tip

대걸레, 밀대 활용하기

다리에 힘이 잘 들어가지 않는 경우 밀대의 손잡이를 조금 더 높게 잡고 밀어 내리면 좋다. 우산으로 대체도 가능하다. 우산일 경우 손잡이를 위에서 누르면서 일어서면 편하게 일어설 수 있다.

목/어깨 **허리** 무릎

통증이 심할 때

손잡이를 강하게 쥐고 바닥을 세게 밀면서 수직으로 일어선다.

팔과 딛는 다리 동시에 힘을 준다.

통증 해방 Tip

변형 스쿼트로 허리 보호하기

통증이 심하지 않을 경우, 윗몸을 앞으로 숙이며 일어나도 괜찮다. 다만 배를 집어넣고, 가슴은 편 상태로 일어선다.

목/어깨 **허리** **무릎**

통증이 약할 때

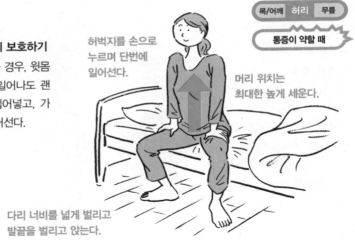

허벅지를 손으로 누르며 단번에 일어선다.

머리 위치는 최대한 높게 세운다.

다리 너비를 넓게 벌리고 발끝을 벌리고 앉는다.

허리에 피로가 쌓이는 것을 주의하자

일상의 모든 동작의 핵심은 허리이다. 허리가 좋지 않을 때 하기 힘든 동작일수록 '무의식적으로 허리에 부담을 주는 동작'이며 그 대표적인 동작이 바로 '일어서기'이다.

허리에 통증은 없지만 피로가 쌓였다고 느끼면, 일어설 때 머리 위치를 높게 유지하고 배를 안으로 집어넣기 등 허리의 부담을 줄여서 피로가 통증이 되기 전에 예방하자.

아픈 부위별 색인

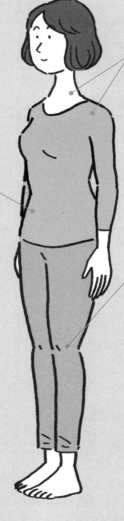

목·어깨

통증이 심할 때
34, 36, 58, 61, 64, 66, 69, 84, 88, 91, 92

통증이 약할 때
35, 47, 52, 60, 65, 79, 80, 82, 83, 86, 89, 90, 91, 93, 109

일상생활에서
35, 55, 65, 67, 75, 77, 89, 111

허리

통증이 심할 때
32, 34, 36, 38, 43, 44, 46, 48, 54, 55, 58, 59, 64, 66, 69, 72, 74, 77, 78, 84, 86, 88, 91, 95, 99, 103, 105, 106, 108, 110, 112, 116, 118, 121, 122

통증이 약할 때
33, 35, 37, 39, 42, 45, 47, 49, 51, 52, 53, 56, 59, 62, 63, 67, 68, 73, 75, 79, 80, 83, 85, 86, 89, 90, 91, 94, 96, 102, 103, 104, 105, 107, 109, 111, 113, 114, 115, 117, 119, 120, 122

일상생활에서
33, 35, 39, 43, 47, 49, 50, 55, 65, 67, 69, 75, 77, 81, 85, 89, 97, 109, 111, 113, 121

무릎

통증이 심할 때
34, 36, 38, 48, 55, 59, 69, 72, 74, 77, 78, 84, 86, 88, 95, 99, 103, 105, 121, 122

통증이 약할 때
33, 35, 37, 39, 42, 47, 51, 53, 56, 62, 67, 73, 76, 79, 80, 85, 89, 96, 98, 114, 115

일상생활에서
35, 39, 43, 47, 49, 50, 55, 65, 69, 75, 77, 81, 85, 95, 97, 109, 113

ILLUST DE WAKARU KATA·KOSHI·HIZA NO ITAMI GA KIERU NICHIJO DOSA DAIZUKAN

by Mio Uemori, supervised by Koji Kaneoka

Copyright © 2024 Mio Uemori

Korean translation copyright ©2025 by SEOSAWON

All rights reserved.

Original Japanese language edition published by Diamond, Inc.

Korean translation rights arranged with Diamond, Inc.

through The English Agency (Japan) Ltd., and Danny Hong Agency

만성 통증에서 해방되는 쉽고 간단한 일상 동작 도감

통증부터 잡아야 살 수 있습니다

초판 1쇄 인쇄 2025년 3월 7일
초판 1쇄 발행 2025년 3월 14일

지은이 우에모리 미오
옮긴이 김경오
감수 가네오카 고지

대표 장선희 **총괄** 이영철
책임편집 안미성 **기획편집** 현미나, 정시아, 오향림
디자인 양혜민 **외주디자인** 한채린
마케팅 김성현, 유효주, 이은진, 박예은
경영관리 전선애

펴낸곳 서사원 **출판등록** 제2023-000199호
주소 서울시 마포구 성암로 330 DMC첨단산업센터 713호
전화 02-898-8778 **팩스** 02-6008-1673
이메일 cr@seosawon.com
네이버 포스트 post.naver.com/seosawon
페이스북 www.facebook.com/seosawon
인스타그램 www.instagram.com/seosawon

© 우에모리 미오, 2025

ISBN 979-11-6822-390-5 03510

서사원은 독자 여러분의 책에 관한 아이디어와 원고 투고를 설레는 마음으로 기다리고 있습니다.
책으로 엮기를 원하는 아이디어가 있는 분은 이메일 cr@seosawon.com으로 간단한 개요와 취지,
연락처 등을 보내주세요. 고민을 멈추고 실행해보세요. 꿈이 이루어집니다.